Katharina Vestre • Wunder im Bauch

Katharina Vestre

WUNDER IM BAUCH

Was in den neun Monaten
vor unserer Geburt geschieht

Aus dem Norwegischen
von Daniela Syczek

Mit Illustrationen von Linnea Vestre

btb

Inhalt

Vorwort	7
Der Wettlauf	13
Das verborgene Universum	19
Das Rezept für einen Menschen	25
Die Invasion	33
Natürliche Klone und unbekannte Zwillinge	43
Die Umrisse eines Körpers	51
Zellisch für Anfänger	61
Die Kunst, eine Fruchtfliege zusammenzusetzen	71
Das Erbe des Urmeers	83
Helfende Hände	91
Geschlecht und Seeschlangen	101
Geheime Vorbereitungen	109
Wundersame Windungen	117
Die Sinne	127
Von Wasser zu Luft	147
Das Ende – oder der Anfang	161
Danksagung	173
Literaturhinweise	175
Sachregister	189

Vorwort

Als ich sechs Jahre alt war, sammelte ich Hotelseifen, spielte mit Barbies und trug blinkende Turnschuhe. Mein Filmgeschmack war ungewöhnlich originell und lässt sich kurz mit »Alles mit Prinzessinnen« zusammenfassen. Du errätst sicher nie, was mein Lieblingsbuch war. Ich verrate es dir: *Schwangerschaft und Geburt – ein praktischer Leitfaden für alle zukünftigen Eltern*. Meine Schwester und ich holten es immer aus dem Bücherregal, überblätterten alle Ernährungsratschläge und stoppten auf Seite 70: *Der wachsende Fötus*. Tief fasziniert verfolgten wir auf den Zeichnungen ein kleines Wesen, das wuchs und wuchs, und dachten an unseren eigenen kleinen Bruder, der im Bauch unserer Mutter wohnte. Wir erlebten, wie er sich von einem seltsamen kleinen Tier mit Schwänzchen zu einem molligen Baby entwickelte, das nicht einmal wusste, wo es mit seinen eigenen Ärmchen und Beinchen hinsollte. Wie war das alles eigentlich möglich?

Es dauerte ungefähr 17 Jahre, bis ich mich wieder mit dieser Frage beschäftigte. Ich war gerade dabei, meinen Bachelor in Biochemie an der Uni Oslo abzuschließen, und saß eines Abends noch spät in der Bibliothek und lernte für eine Prüfung in Zellbiologie.

Als ich das Ende des Kapitels erreichte, fielen mir einige Bilder auf, die Schritt für Schritt zeigten, wie eine Hand entsteht. Zuerst ähnelt die Hand dem Fuß einer Ente, doch dann kann man nach und nach Finger erkennen. Aus der Bildunterschrift konnte ich erfahren, dass die Verwandlung durch »kollektiven Zellselbstmord« passierte. Irgendwann einmal starben die Zellen zwischen meinen Fingern also auf Befehl ab – und daraus entwickelten sich die Hände, mit denen ich jetzt schreibe.

Mir wurde schnell klar, dass das nicht im Leitfaden auf Seite 70 unter *Der wachsende Fötus* gestanden hatte. Die Bilder, die ich als Sechsjährige gesehen hatte, erzählten nur einen kleinen Teil der ganzen Geschichte. Wie entsteht das winzige Wesen also wirklich? Was passiert in den Zellen, in den DNA-Molekülen? Woher weiß die Hand, dass sie zur Hand und nicht zum Fuß oder zum Ohr werden soll? Auf der Suche nach Antworten begann ich in Nachschlagewerken und Forschungsartikeln zu graben, und es dauere nicht lange, bis das Thema mich vollkommen in seinen Bann gezogen hatte.

Vor den Sommersemesterferien 2015 lieh ich mir drei dicke Embryologie-Bücher aus der Krankenhausbibliothek aus und nahm sie in den Italienurlaub mit.

Nach und nach wurde meine Suchbegriffdatenbank mit Eizellen und Föten gefüllt. Google zog seine Schlussfolgerungen und begann hoffnungsvoll, mir Werbung für Babycremes vorzuschlagen. Was die Internetalgorithmen dann berechneten, als ich auch nach Fruchtfliegen, Geschlechtsentwicklung von Seeschlangen und Fischnieren suchte, ist eine andere Geschichte. Dabei herausgekommen ist jedenfalls das Buch, das du jetzt in deinen Händen hältst. Es ist eine Geschichte über entfernte Vorfahren, unbekannte Zwillinge, lebensgefährliche Mutterkuchen und eigenartige Fruchtfliegen. Und ohne zu viel zu verraten, kann ich auch schon sagen, dass es um *dich* geht. Lass mich dir vom Beginn deines Lebens erzählen.

Bevor wir beginnen: ein paar kurze Informationen zu Zeit- und Größenangaben

Während der Arbeit an diesem Buch habe ich festgestellt, dass viel Verwirrung um die Altersbestimmung eines Fötus herrscht, da es mehrere Berechnungsmöglichkeiten gibt, die zu allem Übel noch miteinander vermischt werden können. Ärzte und Hebammen geben normalerweise Schwangerschaftswochen an, die von der letzten Menstruation der schwangeren Frau ausgehen. Verwirrenderweise findet die Befruchtung in der Regel etwa zwei Wochen später statt, so dass eine Frau eigentlich bereits ihre dritte Schwangerschaftswoche beginnt, wenn sie tatsächlich schwanger wird. Der Fötus ist daher zwei Wochen jünger als die Schwangerschaft an sich: Ende der zwölften Schwangerschaftswoche ist der Fötus zehn Wochen alt, Ende der vierzehnten Schwangerschaftswoche zwölf Wochen und so weiter.

Ich habe mich dafür entschieden, die Wochen ab der Empfängnis zu zählen, so dass die Zeitangabe das tatsächliche fetale Alter widerspiegelt. Wenn ich von Monaten spreche, meine ich jeweils vier Wochen – der erste Monat ist von Woche eins bis vier, der zweite von fünf bis acht und so weiter. Wenn man sich also fragt, von welcher Schwangerschaftswoche die Rede ist, braucht man einfach nur zwei Wochen hinzuzurechnen.

Die von mir angegebenen Längen gelten vom Kopf bis zum Gesäß des Fötus (Scheitel-Steiß-Länge oder SSL). Diese Berechnungsmethode ist sehr verbreitet, da der Fötus oft die Beine anzieht und es daher schwierig sein kann, die volle Körperlänge inklusive Beinchen zu bestimmen. Darüber hinaus ist es erwähnenswert, dass alle Zeit- und Größenangaben auf Durchschnittswerten basieren und sich verschiedene Föten unterschiedlich schnell entwickeln. Mit all dem im Hinterkopf können wir loslegen.

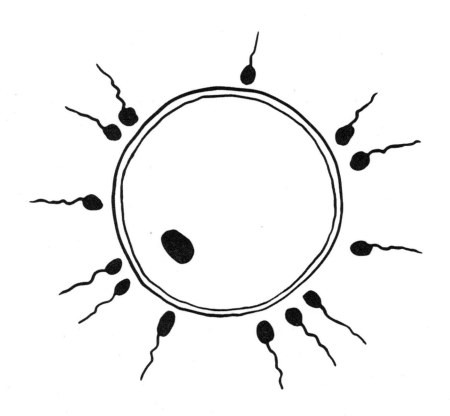

Der Wettlauf

In den Stunden davor.
Ein fast aussichtsloser Wettlauf hat begonnen. Zusammen mit Hunderten von Millionen von Mitstreitern schwimmt eine Samenzelle energisch los. So fieberhaft, wie sie paddelt, sieht sie aus wie eine kleine Kaulquappe. Gegen den Strom und in einer unbekannten Umgebung muss sie mehr als tausend Mal ihre eigene Körperlänge zurücklegen. Die Regeln sind einfach: als Erste das Ziel erreichen – oder sterben.
Die Landschaft, durch die die Samenzelle schwimmt, ist weder idyllisch noch einladend. Sie erinnert an einen verwachsenen Wald voller wildem Gestrüpp und Sackgassen. Unterwegs läuft sie Gefahr, von Immunzellen geschluckt oder von Säure zersetzt zu werden. Ein weiteres Risiko besteht darin, dass sie sich fälschlicherweise in einer der Vertiefungen der Gebärmutterwand ansiedelt. Schon kurz darauf sind die meisten Konkurrenten aus dem Rennen, und Muskelkontraktionen im Unterleib der Frau helfen der Samenzelle glücklicherweise dabei, sich nach oben durchzukämpfen. Bald erreicht sie die Gebärmutter, ist jedoch immer noch weit entfernt

vom Sieg. Um eine reale Chance auf den Sieg zu haben, muss sie zuerst den richtigen Weg auswählen. Links oder rechts abbiegen? Die Gebärmutter ist mit zwei engen Kanälen – den Eileitern – verbunden, und am Ende einer der beiden befindet sich das Ziel. Die Wände der Eileiter sind mit Härchen bedeckt, die Flüssigkeit in die Gebärmutter peitschen, doch die Samenzelle weigert sich aufzugeben. Sie kämpft gegen den Strom an und schwimmt aufwärts. An diesem Ort da oben, versteckt zwischen den tiefen Gruben und hohen Gipfeln der Schleimhaut, wird die runde Eizelle bald den Gewinner des Wettlaufs willkommen heißen.

Auf das, was jetzt passieren wird, hat die Eizelle lange gewartet. Schon als deine Mutter selbst noch ein winziger Fötus war, hat sie bereits die Vorläufer ihrer eigenen Eizellen produziert. Später begannen diese allmählich, sich in reife Eizellen umzuwandeln. Die Eizelle, die soeben den Eileiter deiner Mutter hinunterschwimmt, ist eine der glücklichen Auserwählten. Jeden Monat beginnen mehrere Eizellen zu reifen, aber nur eine von ihnen hat die Chance, den Eileiter zu durchwandern. Die anderen erwartet der sichere Tod.

Wenn eine Eizelle heranreift, teilt sich ihr Vorläufer auf eine besondere Weise, so dass die Chromosomen deiner Großmutter und deines Großvaters voneinander getrennt werden. Chromosom Nummer 1 deiner Großmutter wandert in die eine Zelle, Chromosom Nummer 1 deines Großvaters in die andere und so weiter. Die fertige Eizelle hat daher einen halben Chromosomensatz und ist bereit, einen neuen Partner zu finden. Außerdem reichert sich die Eizelle während der Reifung bis in ihre Spitzen mit Nährstoffen an und ist daher im Vergleich zu den anderen Zellen im Körper ein riesiger Kraftprotz. Mit einem Durchmesser von etwa einem Zehntelmillimeter ist die Eizelle sogar tatsächlich ohne die Hilfe eines Mikroskops sichtbar.

Im Vergleich dazu ist die Samenzelle das mickrige Gegenteil der majestätischen Eizelle und gehört zu den winzigsten Zellen des Körpers. Hektisch und paddelnd, mit kleinem Kopf und peitschendem Schwänzchen. Für Nährstoffe ist kaum Platz, denn der Kopf ist mit der DNA deines Vaters vollgestopft. Unter den vielen Millionen von Samenzellen gibt es nur eine, die genau diese Hälfte deiner Gene trägt. Wäre der Schwimmer daneben nur ein kleines bisschen schneller vorangekommen, würdest du so, wie du heute bist, nicht existieren. Die Chance, dass zwei Samenzellen identisch sind, ist nämlich verschwindend gering. Wenn eine Samen- oder Eizelle entsteht, sind die Chromosomen deiner Großeltern eng umschlungen, und bevor die Chromosomen für immer voneinander getrennt werden, tauschen sie kleine DNA-Stücke aus. Ein Chromosom, das ursprünglich von deiner Großmutter väterlicherseits kam, kann daher auch ein paar Gene deines Großvaters väterlicherseits tragen, wenn es im Sperma endet.

Die Kombinationsmöglichkeiten sind also endlos – wir dürfen der richtigen Samenzelle also anständig die Daumen drücken! Ich kann dich jedenfalls dahingehend beruhigen, dass die fieberhaft kämpfende Kaulquappe genau für das geschaffen wurde, was sie jetzt versucht. Die Samenzelle mag blind und taub sein, das hält sie aber nicht davon ab, sich in einer Umgebung zurechtzufinden, in der sie noch nie zuvor gewesen ist. Sie kann minimalste Temperaturunterschiede wahrnehmen, was praktisch ist, weil das von ihr angesteuerte Ziel ungefähr zwei Grad wärmer als der restliche Weg dorthin ist. Deshalb spürt sie es auch, wenn sie sich auf der Zielgeraden befindet.

Außerdem ist sie mit einer Art einfachem Geruchssinn ausgestattet, der – genau wie in deiner Nase – kleine Moleküle an der Oberfläche hat, die Geruchsrezeptoren genannt werden. Jeder Geruchsrezeptor ist ein Spezialist im Erkennen eines bestimmten Moleküls. Wenn Luft durch deine Nase strömt, bleiben die Moleküle des Duftstoffes an verschiedenen Geruchsrezeptoren hängen und rufen ein elektrisches Signal hervor, das weiter ins Gehirn übertragen wird. In unserem Fall fangen die Geruchsrezeptoren der Samenzelle ein Molekül auf, das aus der Eizelle geschickt wird, welches ihr versichert, dass sie auf dem richtigen Weg ist. Im Endspurt sind nur noch wenige Teilnehmer übrig und die chemischen Locksignale der Eizelle ermutigen die Samenzellen zu Höchstleistungen. Bald ist das Ei von den kleinen Kaulquappen umzingelt, deren Schwänzchen heftig paddeln, während ihre Köpfe sich in die gelbliche Schleimhaut bohren, die die Eizelle schützend umgibt.

Aus ihren Köpfchen sprühen die Samenzellen ihre chemischen Waffen: Enzyme, die die Schleimhaut abbauen und es der Samenzelle erlauben, sich nach innen zu graben, tiefer und tiefer. Nur eine von ihnen ist schnell genug. Der Gewinner wirft seinen Schwanz ab, verschmilzt mit dem Ei und entlädt seine kostbare Fracht: die 23 Chromosomen von deinem Vater. Im selben Moment setzt die Eizelle Stoffe frei, die eine harte und undurchlässige Hülle um das Ei bilden, so dass ab sofort niemand mehr eindringen kann. Nun gibt es keine Zeit mehr zu verlieren, denn wenn in diesem Augenblick mehrere Samenzellen mit der Eizelle verschmelzen, sind die Folgen katastrophal.

Wenn zwei Samenzellen gleichzeitig in das Ei gelangen, entsteht eine Zelle von 69 Chromosomen anstelle von 46. Obwohl die Eizelle ihr Bestes tut, um dies zu vermeiden, ist sie dabei leider nicht immer erfolgreich. Als ein Forscherteam Kabeljau-Eier beobachtete, stellte es fest, dass zehn Prozent der Eier von mehr als einer Samenzelle befruchtet worden waren. Es ist unmöglich, dass sich solche Eier normal entwickeln, weswegen sie auch – wie wir später sehen werden – zum Tode verurteilt sind. Aber: Kein Grund zur Panik – diesmal gab es nur einen Gewinner.

Nun vereinigen sich die Chromosomen von deiner Mutter und deinem Vater, und die allererste Zelle, aus der du entstehen wirst, ist erschaffen. Der Wettlauf ist vorbei. Deine Geschichte kann beginnen.

Das verborgene Universum

Was passiert im Mutterbauch? Bevor das Mikroskop erfunden wurde, waren die meisten Veränderungen im Körperinneren für die Menschen nicht sichtbar. Es ist fast unmöglich, die Anfänge und die kleinen Details wahrzunehmen, die nach und nach mit bloßem Auge erkennbar werden. Sogar Elefanten, die bis zu vier Meter über den Boden ragen, beginnen als mikroskopisch kleine Geschöpfe. Außerdem hilft es der besseren Einsicht in den Körper nicht wirklich, dass wir in Haut, Muskeln und Blutgefäße eingewickelt sind. Vor mehr als 2300 Jahren machte sich Aristoteles Gedanken darüber, wie neues Leben entsteht. Auf der Suche nach Antworten schlug er befruchtete Hühnereier zu verschiedenen Zeiten ihrer Entwicklung auf. In einem drei Tage alten Ei sah er ein kleines rotes Herz, das inmitten des Eidotters offen lag und schlug. Wenn er erst nach einer Woche die Schale aufbrach, fand er eine kleine Kreatur mit großen Augen vor. Je später er das Ei öffnete, desto mehr ähnelte die Kreatur einem Huhn.

Genau so musste es auch bei den Menschen sein, dachte Aristoteles. Er stellte sich also vor, dass der Samen des Mannes das Blut der Frau irgendwie dazu brachte, allmählich einen Menschen im Mutterbauch zu formen. Aristoteles glaubte auch, dass Lebewesen noch auf ganz andere Art und Weisen entstehen konnten. Insekten könnten aus dem Tau auf den Blättern gebildet werden, während Motten aus Wolle und Austern aus Schleimschlamm entstehen könnten. Seine Theorien waren zweitausend Jahre später immer noch aktuell. Noch im 17. Jahrhundert schrieb der Chemiker Jean Baptiste van Helmont einige kreative und heutzutage ziemlich unterhaltsame Ideen nieder, die beschreiben, wie die verschiedenen Lebewesen der Erde wohl entstehen könnten. Ihm zufolge kann jeder Mensch zu Hause seine eigene Maus züchten, denn das Rezept ist einfach: Man lege ein schmutziges, leicht verschwitztes Hemd an die Öffnung eines Behälters, der mit Weizenkörnern gefüllt ist, und warte 21 Tage – voilà! Der Weizen wandle sich angeblich zu einer schnüffelnden, kriechenden, putzmunteren Maus um.

Tatsächlich gab es kaum Gründe, am Rezept van Helmonts zu zweifeln – und es war nicht nur er alleine, der interessante Beispiele dafür lieferte, wie Tiere unter bestimmten Umständen ganz von selbst entstehen konnten. Nasser Schlamm entlang der Flussufer verwandelte sich auf magische Art und Weise in Frösche, Abfall in Ratten und die weißen Larven in verrottendem Fleisch wurden ebenfalls als eigenständig entstandene Schöpfung gesehen. Ich kann sehr gut nachvollziehen, dass es für die Forscher früherer Jahrhunderte schwer vorstellbar war, wie genau sich Austern paaren und Eier legen. Dennoch gab es schon damals einige Forscher, denen bewusst war, dass etwas mit dieser Idee nicht stimmen konnte. Wie konnte es möglich sein, dass eine komplette Spezies sich aus einem schwebenden Chaos selbst geformt hatte?

Am Ende des 17. Jahrhunderts kam eine neue Idee auf: Jede Kreatur, ob Frosch oder Mensch, entstehe aus einer Miniaturversion seiner selbst. Als Gott die ersten Menschen nach seinem Ebenbild schuf, schuf er somit auch alle zukünftigen Generationen mit. Man dachte, die kleinen Miniaturmenschen seien ineinandergestapelt, Schicht für Schicht, immer kleiner und kleiner werdend, wie bei einer russischen Puppe. Später würden sie im Mutterleib nur mehr heranwachsen, bis sie zur Welt kamen. Als die ersten Mikroskope erfunden wurden, verhärteten sich die Miniaturmenschen-Theorien der Biologen. Stell dir mal vor, welcher Detailreichtum sich den Forschern plötzlich eröffnete, der dem bloßen Auge so lange verborgen geblieben war! Die Möglichkeiten dessen, was man mit noch ausgereifteren Mikroskopen alles entdecken konnte, waren schier unbegrenzt.

Einer der geschicktesten Mikroskophersteller seiner Zeit war der holländische Kaufmann Anton van Leeuwenhoek. Kaum etwas sprach dafür, dass Leeuwenhoek zum Wissenschaftler werden würde, da er weder über einen Universitätsabschluss noch über ausreichende finanzielle Mittel verfügte. Sein Plan war es eigentlich gewesen, mit seinen Linsen die Qualität der von ihm verkauften Stoffe zu untersuchen. Aber eines Tages packte Leeuwenhoek die Neugier, und er setzte einen Wassertropfen unter die Linse.

Was er sah, veränderte sein Leben für immer. In dem kleinen, durchsichtigen Tropfen konnte er ein richtiges Gewusel mysteriöser Kreaturen mit allen möglichen Formen erkennen. Leeuwenhoek gab ihnen den Namen Animalcule – »kleine Tiere«. Bald schon untersuchte Leeuwenhoek alles, was ihm über den Weg lief: das Wasser, das er trank, die Pfützen, durch die er lief – sogar seinen eigenen Zahnbelag! Überall fand er die winzigen Tierchen. Vergessen waren exotische Inseln, vergessen der Weltraum – Leeuwenhoek konnte ein bisher verborgenes Universum erspähen, das noch kaum beforscht war und ganz nahe, nämlich im wahrsten Sinne des Wortes direkt vor seiner Nase lag.

Die Gerüchte über Leeuwenhoeks beeindruckendes Mikroskop verbreiteten sich blitzschnell, weswegen er eines Tages von einem Medizinstudenten konsultiert wurde, der eine Spermaprobe eines kranken Patienten untersuchen wollte. Leeuwenhoek hatte sich lange geweigert, Sperma zu untersuchen, denn als streng gläubiger Mensch befürchtete er, von anderen als pervers abge-

stempelt zu werden. Andererseits handelte es sich hier ja um einen medizinischen Fall...
Leeuwenhoek entschied sich schließlich dafür, einen Blick darauf zu werfen. Obwohl die Menge, die er untersuchte, nicht viel größer als ein Sandkorn war, konnte er mehr als tausend kleine Tierchen unter der Linse erkennen. Sie hatten runde Köpfe und lange, durchsichtige Schwänzchen – wie kleine Kaulquappen. Konnte es sein, dass sie durch eine Krankheit entstanden waren oder die Probe zu lange aufbewahrt gewesen war?

Als gewissenhafter Forscher musste sich Leeuwenhoek eingestehen, dass er nicht umhinkam, die beobachtete Spermaprobe mit einer Kontrollprobe eines gesunden Mannes zu vergleichen. Im Jahr 1677 erläuterte er seine Funde in einem Bericht an den Präsidenten der *Royal Society of London*, einer der damals weltweit führenden Forschungseinrichtungen. Er lieferte eine ausführliche Beschreibung der kleinen Tierchen, die er in den Proben beobachtet hatte, und fügte hinzu, dass sie »unmittelbar nach der Ejakulation untersucht worden waren, noch bevor sechs Herzschläge vergangen waren«. Sofort betonte er, dass die Spermaproben keinesfalls auf eine sündhafte Art und Weise beschafft worden waren, sondern »ihm von der Natur durch eheliche Handlungen zur Verfügung gestellt wurden«.

War bestimmt nicht einfach, seine Ehefrau zu sein...
Am Ende des Briefes bat Leeuwenhoek den Präsiden-

ten um Verschwiegenheit, da er befürchtete, die Beobachtungen könnten in der Riege der Wissenschaftler Ekel erregen, und ein Skandal war das Letzte, was er wollte. Leeuwenhoek kam mehr und mehr zur Schlussfolgerung, dass Sperma eine wichtige Rolle für die Entstehung des Lebens spielen musste. Hierbei handelte es sich keineswegs um eine unbedeutende, sinnlose Flüssigkeit – sie wimmelte nur so vor mikroskopischem Leben! Könnte es nicht sein, dass der Miniaturmensch genau hier zu finden war? Wahrscheinlich fehlte ihm zur Beantwortung dieser Frage lediglich ein Mikroskop, das stark genug war. Seit Jahren arbeitete Leeuwenhoek extrem gewissenhaft an der Verbesserung seiner Linsen, doch obwohl seine Objektive immer genauer und stärker wurden, konnte er keine Minimenschen erkennen. Er probierte sogar, vorsichtig die Haut um die Köpfe der Samenzellen zu entfernen – aber auch dahinter versteckt erkannte er keine Miniaturlebewesen. Er fand sich schlussendlich damit ab, dass das zu nichts führen würde; er war sich zwar immer noch sicher, dass die Samenzellen ein bedeutendes Geheimnis in sich trugen, dieses sei aber wahrscheinlich so klein, dass wir es nie erkennen würden können. Dabei hätte er so gerne gewusst, was tatsächlich im Inneren der Spermien passierte.

Das Rezept für einen Menschen

In den ersten paar Stunden. Der Wettlauf ist vorbei, und die erste Zelle, aus der du bestehst, fließt ruhig den Eileiter entlang. Viel ist zu diesem Zeitpunkt bereits entschieden, denn auch wenn die Zelle noch viel kleiner als der Punkt am Ende dieses Satzes ist, ist sie groß genug, um alle, wirklich alle Informationen zu tragen, die es für deine Entwicklung braucht: nicht nur die Organe, die dich am Leben halten werden, sondern auch deine Augenfarbe und die Form deiner Nase.

Das große Geheimnis der Zelle war kein Miniaturmensch, sondern ein Molekül, dessen Geschichte mit einem Wundverband und einem Schweizer Chemiker beginnt.

1869 kontaktierte der Baseler Arzt Johannes Friedrich Miescher die chirurgische Abteilung des Krankenhauses direkt neben seinem Labor und fragte, ob sie ihm ein paar benutzte Bandagen ihrer Patienten weitergeben könnten. Am besten mit so viel Eiter drauf wie möglich, denn Miescher suchte nach weißen Blutkörperchen, und davon wimmelt es nur so in dem gelblich weißen Schleim, der aus Wunden kommt. Der Schleim beherbergt nämlich die Überreste eines Schlachtfeldes – die weißen Blutkörperchen verteidigen das Immunsystem, und einige von ihnen opfern sogar ihr Leben im Kampf gegen die Bakterien in der Wunde. Miescher sammelte den Eiter, filterte die Zellen heraus und führte gründliche chemische Analysen der enthaltenen Eiweiße durch.

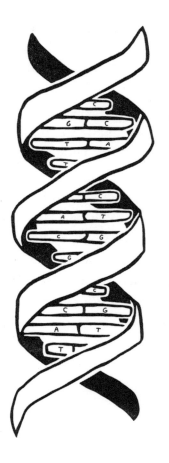

Eines Tages bemerkte er eine etwas klebrige, milchig weiße Substanz, die sich vom Rest der Mischung unterschied, und fügte ihr Sauerstoff hinzu. Nach weiteren Tests musste Miescher einsehen, dass es sich hier nicht um ein Protein handeln konnte. Er nannte die unbekannte Substanz *Nuklein*, da sie sich im Zellkern befand, der auch *Nukleus*, das lateinische Wort für *Kern*, genannt wird.

Miescher entdeckte auch, dass Samenzellen ungewöhnlich viel dieser Substanz beinhalteten, und nahm an, dass das Nuklein eine entscheidende Rolle bei der Entstehung des Lebens spielen musste. Zu seiner Zeit war das Thema der Vererbung noch etwas Mysteriöses, von dem man annahm, dass es von unsichtbaren Kräften gesteuert werden würde. Dass die Erbanlagen ein ganz konkretes Molekül sind, das man bestimmen und vermessen kann, konnte sich damals noch niemand so richtig vorstellen. Miescher selbst war allerdings ein eifriger Verfechter dieser Idee, weswegen er schlicht und einfach behauptete, die Erbinformationen seien als chemischer Code in den Zellen gespeichert. Seine Theorie war revolutionär, doch leider verstand auch lange nach seinem Tod niemand, wie nahe Miescher der richtigen Antwort schon gewesen war.

In den darauffolgenden Jahren beschäftigten sich mehr und mehr Forscher mit der geheimnisvollen Substanz. Sie entdeckten, dass das Nuklein eine bestimmte Zuckerart namens Desoxyribose enthält, die chemisch sauer ist. So entstand der präzisere Begriff **Desoxyribo-NukleinSäure**, was bis heute mit DNS, beziehungsweise DNA (weil man zu Säure auf Englisch *acid* sagt) abgekürzt wird. Viele Jahre lang wurde angenommen, die DNA sei ein Hilfsmaterial, das andere Stoffe im Zellkern am richtigen Platz hält. Forscher entdeckten sogar, dass die Gene in den Chromosomen sitzen, doch selbst da erhielt das DNA-Molekül nicht die Aufmerksamkeit, die ihm zustand. Chromosomen bestehen nämlich selbst aus DNA und Proteinen, und die Forscher nahmen an, dass es wahrscheinlicher war, dass die Proteine die Erbinformation trugen und beeinflussten. Vom chemischen Standpunkt her waren die Proteine viel interessanter – es gab sie in unendlich vielen Formen, sowohl sauer als auch basisch, mit hohem und niedrigem Schmelzpunkt. Auf der anderen Seite schien sich die DNA in allen Zellen der Welt zu ähneln. Als amerikanische Forscher dann in den 1940er Jahren Experimente mit Bakterien machten, zeigten sich endlich die Ergebnisse, die alle für unmöglich gehalten hatten: Unsere Gene bestehen aus DNA. Aber wie kann diese simple Substanz die Vielfalt der Eigenschaften, die wir in der Natur finden, erschaffen? Weiße und rosa Erbsenblüten, lockiges und glattes Tierfell, spitze und runde Nasen – steckt *all das* im selben Molekül?

Erst als James Watson und Francis Crick 1953 ihr erstes Modell der DNA-Molekülstruktur präsentierten, setzten sich alle Puzzleteile zusammen. Die DNA ist kein richtungsloser, desorganisierter Klumpen, sondern ein chemischer Code. Das Molekül besteht dabei aus langen Ketten, die sich wiederum aus vier verschiedenen Basen zusammensetzen: Adenin, Thymin, Cytosin und Guanin – A, T, C und G –, die durch Zucker und Phosphat miteinander verbunden sind. Jeweils zwei Ketten tun sich zu einer Art Wendeltreppe zusammen. Der

Zucker und das Phosphat bilden dabei die Geländer der Treppen, während die Basenpaare die Stufen formen. Wenn diese Basen sich zusammentun, folgen sie strengen Regeln: Ein A wird *immer* an ein T angehängt, während ein C *immer* eine Bindung mit einem G eingeht. Deshalb weiß man immer genau, wie eine Seite der Leiter aussieht, wenn man die andere kennt. Die Zelle kann das Molekül in der Mitte öffnen und diese Grundlagen Buchstabe für Buchstabe nachlesen, wie in einem Buch. Indem sie auf jeder offenen Seite die jeweils passenden Buchstaben anbringt, kann sie zwei identische Kopien des Rezepts produzieren, die fortgesetzt werden können. Zelle für Zelle, Generation für Generation. A, T, C, G. Diese vier Buchstaben sind alles, was es braucht.

Aus ihnen können Augen, Fingernägel, Grübchen, Eichen, Quallen, Algen, Elefanten, Moos und Schmetterlinge entstehen. Chemisch gesehen unterscheidet sich das Rezept für einen Menschen nur geringfügig von dem einer Eiche. Die Bausteine jedenfalls sind haargenau die gleichen – es geht nur um die Reihenfolge und die Anordnung.

Wenn nun die erste Zelle, aus der du bestehst, den Eileiter nach unten fließt, finden sich 46 Chromosomen sicher eingepackt im Zellkern. 23 von deiner Mutter und 23 von deinem Vater. Jedes einzelne Chromosom besteht aus einem langen DNA-Strang, der sich eng um Perlen aus Proteinen schlängelt. Würde man diese Stränge aufrollen, käme man auf über zwei Meter DNA pro Zelle! Das Rezept wurde also geschrieben, als Samen- und Eizelle miteinander verschmolzen – jetzt ist es an der Zeit, es umsetzen.

DIE ERSTE WOCHE
Tag 3

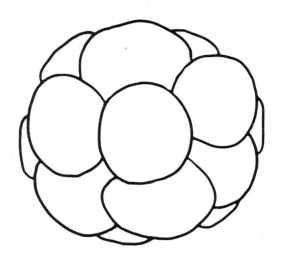

0,1 mm
Ungefähr so groß
wie eine Haarwurzel

Die Invasion

24 Stunden nach der Befruchtung. Es herrscht die Ruhe vor dem Sturm. Die kleinen Härchen der Eileiterschleimhaut lassen die runde Zelle den Eileiter hinuntergleiten. Ganz langsam und vorsichtig. Von außen sieht alles ganz gemütlich aus, aber innen drin ist richtig was los. Eine ausgefeilte Maschinerie arbeitet wie verrückt, um möglichst genaue Kopien der DNA-Moleküle herzustellen.

Bald erhält jedes Chromosom eine X-Form und besteht aus zwei völlig identischen DNA-Molekülen, die in der Mitte aneinander befestigt sind. Im Kern der runden Zelle sind die Chromosomen in Reih und Glied versammelt. Gleichzeitig spinnt die Zelle an ihrer Wand Gewebe: lange, dünne Fäden, die sich zur Mitte hin ziehen und die Chromosomen einfangen. Die Zelle dehnt sich länglich werdend aus, und die Fäden zurren die DNA-Kopien immer fester an die Zellwände. Stell dir vor, was für ein schönes Bild das unterm Mikroskop ergibt, wie ein winzig kleines Feuerwerk. Schlussendlich, nach etwas über 24 Stunden, schnürt sich die Zelle in der Mitte ab und teilt sich.

Und das wiederholt sich ab jetzt immer wieder von Neuem – die Zellen kopieren und teilen sich, um sich wiederum zu kopieren und zu teilen. Einige Wesen, zum Beispiel Bakterien und Amöben, können aus nur einer Zelle bestehen. Sie können sich ernähren, bewegen und vermehren, haben also alles, was sie brauchen. Ein männlicher Fadenwurm der Gattung *Caenorhabditis elegans* zum Beispiel besteht aus genau 1031 Zellen. Das weiß man, weil sich ein paar Biologen die Mühe gemacht haben, jede einzelne von ihnen zu zählen. Und du? Du bestehst aus ungefähr siebenunddreißigtausend Milliarden Zellen. 37 000 000 000 000! Ich schreibe »ungefähr«, weil es so furchtbar viele sind, dass sich niemand jemals hinsetzen und alle, Zelle für Zelle, abzählen würde. Stattdessen hat man diese ungefähre Monsterzahl ausgerechnet, indem man zusammengerechnet hat, was wir über den menschlichen Körper und die Zusammensetzung seiner Zellen wissen.

Das ist kein leichtes Unterfangen – Zellen gibt es in allen erdenklichen Größen, und wie nahe sie beieinanderliegen, variiert stark. Ein paar Milliarden mehr oder weniger – irrsinnig viele sind es so oder so. Seltsamerweise schaffen all diese Zellen es trotzdem, zusammenzuarbeiten. Während Amöben Einzelkämpfer sind, schließen sich deine Zellen zu einer Armee mit ganz viel Zusammenhalt zusammen.

Dafür müssen es aber erst mal so viele werden…

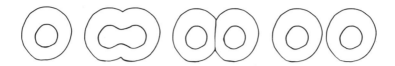

In den ersten Tagen nach der Befruchtung teilen sich die Zellen in einer unfassbaren Geschwindigkeit und nehmen sich noch nicht einmal Zeit, um zu wachsen, sondern sie teilen sich einfach schnell in immer kleinere Zellen. So werden aus zwei Zellen vier, aus vier Zellen acht und schon bald bist du ein kleines Bündel aus 16 kleinen, runden und völlig identischen Zellen. Unterm Mikroskop ähnelst du vom Aussehen her einer Himbeere. Im Körper aber fließt du immer noch ruhig den Eileiter entlang. Nach dem fünften Tag gehen im Inneren des Zellhaufens dann aber langsam die Nahrungsmittel aus. In den letzten Tagen mussten die Zellen sich mit Resten aus dem zu Beginn noch riesigen Energielager der Eizelle zufriedengeben, doch nun hungern sie nach frischer Kraft. Die Zeit ist reif für eine Veränderung. Die äußersten Zellen übernehmen schnell die Verantwortung und beginnen damit, Flüssigkeit aus ihrer Umgebung zu den inneren Zellen zu pumpen. Wow, gerade haben die Zellen ihre erste Arbeitsteilung vorgenommen, was bedeutet, dass deine Zellen von nun an nicht mehr identisch sind. Die Himbeere verwandelt sich in eine Blase mit einem flüssigkeitsgefüllten Hohlraum. Und schon bald verlässt diese Blase den Eileiter und erreicht die

Gebärmutterhöhle, in der sie wie ein verlorenes Raumschiff im All noch eine Weile umhertreiben wird, während sich ihre Zellen immer weiter und weiter teilen. Doch dann, etwa eine Woche nach der Befruchtung, beginnt eine ziemlich brutale Invasion.

In ihrer Gebärmutter hat deine Mama eine dicke, schwammartige Schleimhaut aufgebaut, in der sich die Zellblase einnistet. Bald darauf schüttet die Himbeerblase zerstörerische Substanzen aus, um sich noch tiefer nach innen graben zu können. Nichts für schwache Nerven, denn hier werden Blutgefäße gesprengt, massenhaft Zellen abgetötet – ja, das Ganze erinnert an einen verdammt blutigen Zombie-Film. Die ausgehungerten Zellen der Blase futtern sich nach einer Woche Diät an der Schleimhaut und dem ausströmenden Blut satt. Gleichzeitig wachsen kleine Wurzeln aus deinen Zellen, die sich in die Blutgefäße deiner Mutter graben. Diese Verbindung ist der Grundstein für den Mutterkuchen, der im Laufe der nächsten Monate immer größer werden wird. Bei deiner Geburt wird er die Form einer schleimigen, blutroten Platte und ein Gewicht von ungefähr einem halben Kilo haben – und aus dem Körper deiner Mutter herausgepresst werden, kurz nachdem ein schreiendes, zappelndes Baby zur Welt gekommen ist: du. Irgendwie klar, dass in diesem Moment das Baby und nicht der blutige Zellhaufen unsere Aufmerksamkeit verdient: Speckige Ärmchen und winzige Finger haben schließlich einen ganz unmittelbaren Charme. In der Vergangenheit hatte der Mutterkuchen in vielen Kulturen jedoch eine große Bedeutung. Im alten Ägypten wurde er bewahrt und mumifiziert, und in Korea ließ man den Mutterkuchen eines neugeborenen Prinzen oder einer Prinzessin in einem edlen Glasgefäß begraben. Manche Menschen finden die Idee sogar gut, den Mutterkuchen tatsächlich zu essen oder zu trinken, worauf ich erst durch Google kam, als mir der Algorithmus der Website eine Suchanfrage vervollständigen wollte –»Plazenta-Smoothies«. Es gibt tatsächlich Firmen, die den Mutterkuchen gefriertrocknen und in Pillen verwandeln, die die frisch gebackene Mutter dann zu sich nehmen kann. Wie auch immer man es tut, man darf dem Mutterkuchen ruhig Respekt und Dankbarkeit entgegenbringen, immerhin versorgt er dich neun Monate lang – ohne Pause. Ohne dieses seltsame Organ gäbe es dich gar nicht, und auch wenn er nicht außergewöhnlich hübsch anzusehen ist, kann ich dich vielleicht davon überzeugen, dass er ein wenig gruselig, aber auch unfassbar faszinierend ist.

Die kleinen Wurzeln in der Gebärmutterschleimhaut deiner Mutter sind nämlich nur der Anfang. Schon bald lähmen die eindringenden Zellen die Blutgefäße deiner Mutter und bauen diese nach ihren eigenen Bedürfnissen um. Das Blut rinnt aus den Blutgefäßen in den Mutterkuchen und bildet dort kleine Pfützen und Teiche.

Durch die dabei entstehende Nabelschnur strecken sich deine Adern nach diesen Pfützen und Teichen aus und verzweigen sich weiter. Auch, wenn euer Blut nie in direktem Kontakt ist, können verschiedene Substanzen durch die dünnen, euch voneinander trennenden Wände gelangen. So holst du dir alles von deiner Mama, was du brauchst – von Sauerstoff über Nährstoffe –, und bekommst gleichzeitig auch viele Giftstoffe ab. Das ist aber noch längst nicht alles. Ihr tauscht auch Hormone aus, beeinflusst einander also gegenseitig. Die Plazenta beginnt schnell, einen Hormoncocktail zu produzieren, der die Blutgefäße deiner Mutter weit geöffnet hält und sie schon bald für zwei essen lässt. Außerdem sorgen diese Hormone dafür, dass sich ihr Körper auf die Schwangerschaft und die Stillzeit vorbereitet.

Eines dieser Hormone, welches der Mutterkuchen sehr schnell zu produzieren beginnt, hat etwas mit der Haut der Zellblase zu tun und heißt *humanes Choriongonadotropin* – oder kurz *hCG* –, und genau deshalb überprüfen handelsübliche Schwangerschaftstests, ob dieses Hormon im Urin der Frau vorhanden ist. Heute kann man den Test ganz einfach zu Hause machen, früher aber war es nicht ganz so leicht, denn der Arzt musste eine Maus opfern, um die Antwort herauszufinden. Mäuse reagieren nämlich auf das hCG-Hormon, weshalb Schwangerschaftstests bis vor 60 Jahren verlangten, dass der Arzt der Maus ein bisschen Urin der Frau impfte.

Ein paar Tage später nahm der Arzt dann der Maus das Leben und untersuchte unter dem Mikroskop, ob ihre Eierstöcke verändert waren. Die Methode wurde in den späten 1920er Jahren entwickelt, und einige Jahre später wurden die Mäuse durch Kaninchen ersetzt. Die Formulierung »the rabbit died« wurde im angloamerikanischen Raum zum Synonym für »Ich bin schwanger«, obwohl das Tier auf jeden Fall geopfert werden musste, egal, wie das Testergebnis ausging. Erst in den 1960er Jahren erfand man effektive Schwangerschaftstests, für die kein Tier mehr sterben musste.

Der weibliche Körper hat strenge Kontrollsysteme entwickelt, die verhindern, dass irgendein dahergelaufenes Lebewesen sich in ihm niederlassen kann. Nur wenn die Zellblase mit den richtigen Signalen überzeugt, darf sie bleiben. Vermutlich besteht nur rund ein Drittel der Blasen diese Kontrolle, vielleicht sogar noch weniger. Viele Schwangerschaften enden, ohne dass die potenzielle Mutter sie überhaupt bemerkt hätte. Ein Ei, das von mehr als einer Samenzelle befruchtet wurde, würde diese Kontrolle zum Beispiel nie überstehen, da die zusätzlichen Chromosomen das saubere Gewebe durcheinanderbringen, das die Zelle normalerweise spinnt, wenn sie sich teilt. Einige der Zellen bestehen dann aus zu vielen Chromosomen, andere aus zu wenigen. Wenn die Zellen also nicht von selbst absterben, passieren sie garantiert nicht die strenge Qualitätskontrolle, die sie jetzt in der Gebärmutter erwartet – hier ist dann nämlich ein für alle Mal Stopp.

Wenn die Gebärmutter beim Kontrollieren nicht zufrieden ist, geht sie zu ihrem üblichen monatlichen Programm über: Die Schleimhaut wird aufgelöst, und die Frau bekommt ihre Menstruationsblutung. Neuer Zyklus, neue Schleimhaut, alles wieder auf Anfang. Ein ziemlich mühsames Phänomen, vor dem sich die überwiegende Mehrheit der Säugetiere glücklicherweise drücken kann. Die außergewöhnlich kurze Liste der menstruierenden Lebewesen enthält: Menschen, Affen und (keine Ahnung, wieso) einzelne Fledermausarten. Aber warum genau wir? Wahrscheinlich müssen wir diesem gierigen, blutgefüllten Mutterkuchen die Schuld daran geben. Für die meisten Säugetiere hat sich eine viel weniger riskante Variante gefunden: Bei Pferden, Kühen oder Schweinen lässt sich die Blase zum Beispiel einfach an der Oberfläche der Schleimhaut nieder und wickelt Fäden um die Blutgefäße der Mutter, ohne sie zu zerstören. So hat die Mutter deutlich mehr Kontrolle darüber, welche Stoffe an das Kind weitergegeben werden, und es besteht ein geringeres Risiko schwerer Blutungen, wenn sich der Mutterkuchen ablösen sollte. Für Menschen mit ihren komplexen Plazenten ist eine solche Notbremse aber unbedingt notwendig. Deswegen musstest du lieb bitte sagen, bevor du bei Mama einziehen durftest.

Man könnte regelrecht den Eindruck kriegen, wir seien grausame, gierige Parasiten, die die unschuldigen Körper unserer Mütter beherrschen. Kein besonders nettes Bild, und um es zu korrigieren, werde ich von einem faszinierenden Experiment erzählen, das die andere Seite der Medaille zeigt. Bei diesem Experiment arbeiteten die Forscher mit männlichen Mäusen mit grün leuchtenden Zellen. Die Mäuse erhielten diese Eigenschaft durch die Injektion eines Gens der Qualle *Aequorea Victoria* in das befruchtete Mäuseei. Die Qualle erzeugt nämlich ein von selbst grün leuchtendes Protein und ähnelt einem hellen Kronleuchter, wenn sie so durchs dunkle Meer schwimmt. Die Forscher ließen diese besonderen, grün leuchtenden Mäuse gewöhnliche weibliche Mäuse befruchten, und als Nächstes taten sie etwas, das sich vielleicht brutal anhört: Nach zwölf Tagen lösten die Forscher bei den schwangeren Mäusen einen Herzinfarkt aus. Sie taten das, um die Herzen der Mäusemütter zu untersuchen, und bemerkten etwas Unglaubliches: Rundherum leuchteten die Zellen der Mutter grün – Zellen, die offensichtlich vom Mäusejungen stammen mussten, das in ihrem Schoß heranwuchs. Man fand heraus, dass Stammzellen des Mäusekindes sich ihren Weg durch die Plazenta und in den Blutkreislauf der Mutter gebahnt hatten. Im Herzen angekommen, verwandelten sie sich in pochende Herzzellen (der Mutter, wohlgemerkt) und versuchten dabei zu helfen, den Schaden nach dem Herzinfarkt zu reparieren.

Wahrscheinlich kann das Gleiche auch bei Menschen passieren, interessanterweise haben schwangere Frauen, die einen Herzinfarkt erleiden, nämlich höhere Überlebenschancen als Frauen, die nicht schwanger sind. Als eine spanische Forschungsgruppe die Herzen von zwei Frauen untersuchte, die an schwerer Herzinsuffizienz litten, fanden sie Zellen, die von ihren Söhnen stammten – obwohl es mehrere Jahre her war, seit sie zur Welt gekommen waren. Blutproben haben auch gezeigt, dass Mütter Zellen mit der DNA ihres Kindes noch viele Jahrzehnte nach der Schwangerschaft in sich weitertragen. Sogar im Gehirn können sich fremde Zellen lange verstecken, fand man heraus. Vielleicht steckt auch noch ein bisschen von mir im Körper meiner Mutter? Eine meiner Zellen, die in ihrem Herz schlägt oder mit den Nervenzellen in ihrem Gehirn diskutiert? Ich hoffe jedenfalls, dass ich ihr auch ein bisschen was gebracht habe, als ich da in ihr drinlag und von ihr schnorrte.

Natürliche Klone und unbekannte Zwillinge

Die Zellen, deren Außenwände sich ihren Weg in den Mutterleib bahnen und die Schleimhaut teilweise vergiften, werden niemals Teil deines Körpers werden. Denn die Zellen, die tatsächlich zu dir gehören, nennt man Embryo, und sie liegen sicher in der Zellblase versteckt. Eine Woche nach der Befruchtung besteht diese aus einem Bündel Stammzellen, von denen jede einzelne dazu in der Lage ist, jeden erdenklichen Teil deines Körpers zu bilden – sie können zu Herzmuskelzellen, Nervenzellen, Leberzellen oder auch einem ganz anderen Zelltyp werden. Zu diesem Zeitpunkt sind sie sogar noch so flexibel, dass sie mehr als einen Körper formen können. Wenn die Zellen sich voneinander lösen und sich in zwei separate Zellbündel teilen, können sie sich in zwei voll entwickelte Menschen verwandeln. Das ist dann die häufigste Art, wie es zu Zwillingen kommt. Da der Mutterkuchen sich bereits entwickelt, müssen sich die Zwillinge diesen allerdings teilen. Die Zellen hätten sich auch ein paar Tage früher voneinander lösen können, als sie unterm Mikroskop noch eher einer Himbeere ähnelten.

In diesem Fall hätten sich zwei Zellblasen an die Gebärmutterschleimhaut heften können, und zwei Embryonen mit jeweils eigenem Mutterkuchen hätten sich entwickelt – ungefähr ein Drittel der eineiigen Zwillinge entsteht auf diese Weise.

Da eineiige Zwillinge aus derselben Zelle stammen, tragen sie auch genau die gleichen DNA-Stränge in sich – sie sind sozusagen natürliche Klone. Wenn einer der Zwillinge ein Verbrechen begeht, kann der Ermittler die beiden auch mithilfe einer DNA-Analyse nicht voneinander unterscheiden. Sieht er sich jedoch die Fingerabdrücke an, kann er den Schuldigen überführen, da die Umwelt im Mutterleib dazu beiträgt, das charakteristische Muster an den Fingerspitzen zu formen. Die zwei Zwillinge liegen nicht am exakt selben Ort und erleben deshalb auch nicht die gleichen Strömungen und den gleichen Druck auf ihre Finger. Außerdem können sie unterschiedlich schnell wachsen, da die Nährstoffversorgung aus dem Mutterkuchen selten ganz gleichmäßig verteilt stattfindet. Daher gibt es immer kleine Unterschiede zwischen eineiigen Zwillingen, obwohl ihre Gene exakt gleich sind.

Zwillinge können aber auch entstehen, wenn die Mutter zwei Eier statt einem Ei freisetzt, die später von je einer Samenzelle befruchtet werden. Solche Zwillinge nennt man zweieiige Zwillinge, und ihre DNA-Stränge sind sich nicht ähnlicher als die von gewöhnlichen Geschwistern. Ganz gewöhnliche Geschwister sind sie aber doch nicht.

Es scheint, dass Zwillinge in der Gebärmutter Zellen untereinander austauschen können, genauso wie wir unsere Zellen auf unsere Mütter übertragen können. Auf diese Weise kann jeder von ihnen zum Beispiel mit zwei verschiedenen Blutgruppen zur Welt kommen – eine aus sich selbst heraus und eine weitere, die vom Zwillingsgeschwisterchen stammt.

Ich selbst habe keine Zwillinge, von denen ich weiß, aber vielleicht hatte ich einen, den ich nie kennengelernt habe. Manchmal, wenn auch selten, schmelzen die beiden Zellbündel wieder zusammen, bevor zwei Körper heranwachsen. Wenn dies bei zweieiigen Zwillingen passiert, entwickelt sich ein Kind mit zwei DNA-Sets, eine sogenannte Chimäre. Die DNA-Stränge dieses Menschen sind dann nicht alle gleich, sondern vermischen sich mit jenen des Zwillings. Es wäre eigentlich unmöglich, das jemals herauszufinden, wenn dieses Phänomen nicht zu ziemlich absurden Situationen führen würde, so wie es Lydia Fairchild aus Washington am eigenen Leib miterlebte. 2002 erwartete sie ihr drittes Kind und suchte um Kindergeld an, wofür die Behörden von ihr und ihrem Ex-Mann einen DNA-Test anforderten, der beweisen sollte, dass sie die Eltern waren. Wie erwartet bestätigten die Ergebnisse, dass ihr Ex-Mann der Vater war. Das Problem war nur, dass sie – laut DNA-Test – nicht die

Mutter war. Fairchild sollte wegen Betrugs angeklagt werden und musste darum bangen, dass ihr die Kinder weggenommen werden. Das Gericht bestellte einen Zeugen, der während der Geburt ihres dritten Kindes dabei war. Eine weitere Blutprobe wurde durchgeführt, und siehe da, die DNA-Analyse bestätigte ohne einen Hauch von Zweifel wieder das Unmögliche: Sie war nicht die Mutter des Babys, das sie gerade zur Welt gebracht hatte. Wie konnte das sein? War mit dem Test etwas nicht in Ordnung gewesen? Erst als die Ärzte Proben aus verschiedenen Teilen ihres Körpers entnahmen, konnte das Rätsel gelöst werden. Die Blut- und Hauttests, die sie zuvor entnommen hatten, enthielten allesamt die gleichen DNA-Stränge, aber die Zellen aus ihrem Gebärmutterhals waren anders – sie trugen eine andere DNA. Fairchild war eine Chimäre. Vor ihrer Geburt waren ihre Zellen im Mutterleib mit denen eines Zwillings verschmolzen. Statt zwei Zwillingskörper auszuformen, verwoben sich die Zellen zu einem Bündel und teilten die Aufgaben untereinander auf. Die Zellen, die die Haut bildeten, kamen also vom einen Zwilling, während die Zellen, die die Eizellen und die Gebärmutter bildeten, vom anderen Zwilling stammten. Fairchilds Körper war aus zwei Zwillingsschwestern entstanden – und sie war gleichzeitig die Mutter und die Tante des Kindes.

Wenn du keinen eineiigen Zwilling hast, findet sich

nicht ein einziges menschliches Wesen auf dieser Welt, das die gleichen DNA-Stränge in sich trägt wie du. Als die Samenzelle deines Vaters und die Eizelle deiner Mutter zusammenschmolzen, entstand ein einzigartiger Code. Die Bereiche, in denen du dich von anderen Menschen unterscheidest, sind jedoch winzig klein. Das Grundrezept ist bei allen Menschen gleich – und man kann es heutzutage tatsächlich im Internet nachschlagen. Unter *The Human Genome Project* sieht man, dass Forscher die gesamte menschliche DNA analysiert haben – die ganzen drei Milliarden Buchstaben, aus denen sie besteht. Mehrere anonyme DNA-Spender steuerten verschiedene Teile des Codes bei, sodass die DNA nicht auf einen einzelnen Menschen zurückverfolgt werden kann. Man kann sich vorstellen, dass es sich hier um ein riesiges Projekt handelte, das mehrere Jahre dauerte und Hunderte Millionen Dollar kostete, obwohl die Technologie sich so schnell weiterentwickelt hat, dass es aktuell nur mehr ca. 1300 Euro kostet, diese Analysen durchzuführen. Wenn du schon mit einer groben Analyse zufrieden bist, wird es sogar noch günstiger. In einem Labor kannst du ein bisschen Speichel testen lassen und erhältst ein paar Tage später deine A-, T-, C- und G-Reihen aufgelistet. Das vollständige Rezept würde allerdings Hunderte dicke Bücher füllen. Würdest du in jeder Sekunde deines Lebens einen Buchstaben lesen, wärst du in 95 Jahren immer noch nicht fertig – und irgendwie stellt sich dabei ja auch die Frage, ob du dich dadurch wirklich besser kennenlernen würdest.

Stell dir ein Buch vor, das keinen einzigen Punkt oder Leerraum und auch kein einziges Komma oder andere Satzzeichen enthält. An einigen Stellen ist es dann auch noch – ganz ohne Vorwarnung – verkehrt geschrieben und zu all dem auch noch mit unverständlichen Sätzen, Wirrwarr und Hieroglyphen gefüllt. So ungefähr sieht deine DNA aus. In genau diesem Chaos, diesem Wust aus Buchstaben, suchen die Forscher nun nach Wörtern und Sätzen, die Sinn ergeben. Eine ihrer ersten Entdeckungen war, dass sie sich gründlich geirrt hatten, als sie davon ausgegangen waren, dass Menschen etwa 100 000 Gene hätten. Das stimmte nicht einmal annähernd. Der Mensch, der Erfinder des Computers, Gründer von Kulturen und Städten, besteht nur aus etwa 20 500 Genen. Das sind ungefähr genauso viele wie der Fadenwurm *Caenorhabditis elegans* hat, aber nun wird es verwunderlich: Die Maispflanze schlägt uns mit ihren 33 000 Genen haushoch. Tatschlich machen deine Gene aber weniger als zwei Prozent deiner DNA aus.

Aber... was genau machen diese Gene denn eigentlich?

DIE DRITTE WOCHE
Tag 16

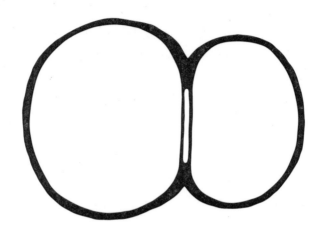

1 mm
Ungefähr so groß
wie ein Mohnsamen

Die Umrisse eines Körpers

Zu Beginn der dritten Woche hat sich der Zellklumpen, aus dem du in den nächsten Monaten entstehen wirst, flach und quer in der noch immer fast runden Blase ausgebreitet. Im Moment gibt es überhaupt nichts, das an einen Körper erinnert – am ehesten siehst du einem kleinen, runden Teller ähnlich, an dessen Seiten zwei flüssigkeitsgefüllte Säckchen liegen. Eines davon verwandelt sich in die Fruchtblase, die dich umgeben wird und die schützende Wand zum Pool bildet, in dem du in den nächsten Monaten schwimmen wirst. Das andere wird zum Dottersack, der später wie ein runder Luftballon aussehen wird. Zwischen ihm und dem, was einmal dein Bauch sein wird, ist eine Schnur gespannt. Der Dottersack stellt deine ersten Blutzellen her, bevor deine Leber, Milz und dein Knochenmark diese Arbeit übernehmen können. Wenn er dann nach und nach nicht mehr gebraucht wird, schrumpft der Dottersack und wird Teil deiner Gedärme.

Bei Vögeln und anderen eierlegenden Tieren erfüllt der Dottersack hauptsächlich die Aufgabe, den Embryo mit Nahrung zu versorgen, da es keinen Mutterkuchen gibt, der sie versorgt. Deswegen ist er randvoll mit Vitaminen, Mineralien, Fetten und Protein. Wenn man ein Hühnerei aufbricht, ist der gelbe Dottersack das Erste, was einem auffällt. Vielleicht siehst du auch ein paar weiße Fäden, die dafür zuständig sind, den Dottersack in der Mitte des Eis zu befestigen. Wäre das Ei befruchtet worden, wäre das Küken aus einer dünnen weißen Platte an der Oberfläche des gelben Dottersacks herangewachsen. Anfangs ist es nur ein kaum sichtbarer Fleck, aber nach ein paar Tagen wickeln sich rote Blutgefäße um den Dottersack. Bald schon schrumpft der Dottersack, und ein kleines Wesen wird allmählich erkennbar.

Nach drei Wochen schlüpft das Wesen aus dem aufbrechenden Ei, und ein junges Küken ist bereit, die Welt kennenzulernen.

All das dauert bei uns Menschen ein bisschen länger, aber zu Beginn der dritten Woche machst du einen wichtigen Schritt vorwärts aus der Tellerphase. Innerhalb einiger entscheidender Stunden erhältst du eine Vorder- und Rückseite, ein Oben und ein Unten sowie ein Links und ein Rechts. Wir befinden uns in einer der kritischsten Perioden der Entwicklung. Läuft hier etwas schief, wirst du dieses Buch vielleicht nie lesen können – mit sicher unter deiner Haut eingepackten Organen und dem Herz verlässlich links in deiner Brust klopfend.

Das erste Zeichen dieser dramatischen Veränderung zeigt sich darin, dass der runde Teller seine Form ändert und zu einer ovalen Platte wird, während gleichzeitig ein dünner Streifen erscheint, der zu deinem Rücken werden wird. Der Streifen erstreckt sich von Rand zu Rand in der Mitte der ovalen Platte, wo später dein Kopf entstehen wird. Wenn wir uns das jetzt herangezoomt anschauen, sehen wir immer mehr Zellen, die diesen Streifen hinunterwandern. In der Mitte formt sich eine kleine Grube, in die sich die Zellen graben, um unter der oberen Platte eine neue Schicht zu bilden. Bald schon bestehst du aus zwei Lagen, die übereinandergestapelt sind, damit neue Zellen sich dazwischen ansiedeln und die dritte Schicht bilden können, so dass du bald aus drei Schichten bestehst.

Das wirkt jetzt vielleicht nicht sonderlich beeindruckend, ich weiß, ich habe dramatische Veränderungen versprochen, und alles, was passiert, ist, dass ein runder Teller zu einem dreischichtigen Zellsandwich geworden ist. Trotzdem bist du schon viel, viel, viel interessanter als die Himbeere, die du noch vor Kurzem warst. Deine Zellen sind nicht mehr verwirrte, suchende Anfänger, die keine Ahnung haben, wo sie sind und was sie mal machen sollen. Deine Zellen haben sich ihre grobe Arbeitsteilung ausgemacht: Die Zellen aus der obersten Schicht formen Haut, Haare, Nägel, Augenlinsen, Nerven und Gehirn. Von der unteren Schicht bekommst du Darm, Leber, Luftröhre und Lunge. In der Mitte liegen Skelett, Muskeln, Herz und Blutgefäße.

Im Laufe der Zeit spezialisiert sich jede Zelle auf ihre bestimmte Aufgabe, bis du schlussendlich mit etwas über 200 verschiedenen Zelltypen ausgestattet bist. Ihr Aussehen, ihre Größe und ihre Eigenschaften variieren aber enorm. Im Blut fließen rote, runde Blutkörperchen herum, die Sauerstoff tragen, und Immunzellen kriechen auf der Suche nach Eindringlingen im ganzen Körper herum. Dein Ohr bekommt haarige Sinneszellen, die bei allen Geräuschen, die du hörst, tanzen, und in deinem Gehirn beginnen langsam elektrische Signale durch die langen Fäden der Nervenzellen zu funken. In jeder Einzelnen dieser Zellen stecken genau dieselben DNA-Stränge, nämlich diejenigen deiner allerersten Zelle, die zuvor im Eileiter schwebte. Immer und immer wieder wurde das Rezept von Generation zu Generation kopiert. Was also macht die Zellen so unterschiedlich?

Die Antwort verbirgt sich hinter den Proteinen, die die Zellen produzieren, denn die Gene an sich tun gar nichts, sondern sind nur die Rezepte, die die Zellen dazu benutzen, Proteine herzustellen. Kochbücher ohne Koch. Die Zellen verstauen die Rezepte, die sie nicht brauchen, ganz hinten im Speicher und stellen die Rezepte, die sie brauchen, ganz vorne ins Regal. So stellt jede Zelle ihre ganz spezielle Zusammensetzung aus Proteinen her, indem sie bestimmte Gene einsetzt und andere in den Hintergrund rückt. Die verstauten DNA-Moleküle liegen streng bewacht im Inneren des Zellkerns wie ein sehr exklusives Kochbuch. Wenn die Zelle ein Protein aufbauen soll, macht sie zuerst eine Kopie des Gens und verwendet dazu RNA, ein Molekül, das der DNA sehr ähnlich ist. Danach wird das RNA-Molekül vom Zellkern zur Proteinfabrik der Zelle transportiert. Bevor die Zelle aber beginnt, das Protein herzustellen, kann sie ein bisschen an der RNA-Kopie herumbasteln und sie zurechtschneiden und zusammenkleben, weswegen oft ein und dasselbe Genrezept für mehrere geringfügig unterschiedliche Proteine angewandt wird. Es ist also wie mit Omas Apfelkuchen, der manchmal ein kleines Extra enthält – manchmal bestreut sie ihn mit gehobelten Mandeln, manchmal fügt sie ein paar Rosinen mehr hinzu. Sobald alles fertig ist, beginnt die Proteinfabrik der Zelle, die Aminosäuren zusammenzutragen, die wie Bausteine für die Proteine funktionieren. Die Fabrik liest pro Rezept drei Basen auf einmal, und die drei Buchstaben sagen, welche der zwanzig verschiedenen Aminosäuren gebraucht wird. Wird zum Beispiel GAA gelesen, weiß die Proteinfabrik, dass sie eine Glutaminsäure einbauen soll. Andere Buchstabenkombinationen codieren eine andere Aminosäure, die der Proteinmaschinerie sagen, dass sie die Arbeit einstellen kann, und irgendwann ordnen sich die langen Aminosäureketten zu einem dreidimensionalen Protein. Abhängig von der Reihenfolge der Aminosäuren kann die Form des Proteins bei langen Fasern oder runden Kugeln liegen. Es gibt sogar Proteine, die kleinen Propellern ähneln.

Einige Proteine werden miteinander verwoben und bilden schließlich große Strukturen wie Augenlinsen oder Haut. Andere arbeiten fleißig im Inneren von Zellen: Sie bauen Nahrung ab, speichern Energie, transportieren Stoffe und steuern Prozesse. Durch die Produktion neuer Proteine können sich die Zellen transformieren und neue Aufgaben übernehmen, so dass einige von ihnen sich in der dritten Woche zusammentun, um deine ersten Organe zu bilden. Entlang der Grube in der zweiten Schicht, dort, wo einmal dein Rücken sein wird, bilden die Zellen einen dicken Strang, der Neuralrohr genannt wird. Wärst du ein Lanzettfischchen, behieltest du diesen Strang dein gesamtes Leben lang. Diesen fischähnlichen Tieren fehlt das Skelett, aber das starre Rückgrat verhindert, dass ihr Körper zu einer glibberigen Geleewurst wird. Sobald die solide Wirbelsäule fertig ausgebildet ist, kommen sowohl Menschen als auch Fische gut ohne das strangartige Neuralrohr zurecht. Was ihnen vom Strang übrig bleibt, wird zu den stoßdämpfenden Bandscheiben, die zwischen den Rückenwirbeln liegen. Wenn wir aber Embryos sind, ist das Neuralrohr genauso wichtig für uns wie für die Lanzettfischchen, denn es sendet Signale aus, die für die Zellen wichtig sind, um die nächsten Schritte zu verstehen.

Auf ein Signal vom Rückenmark hin beginnen die Zellen der oberen Schicht eine dicke Platte zu formen. An zwei Seiten der Rückenplatte biegen sich die Kanten einander entgegen, bevor sie ungefähr einen Monat nach der Befruchtung zu einer Röhre zusammenwachsen. Das meiste dieser Röhre wird später zum Rückenmark umgewandelt, während an ihrem Kopfende drei kleine Blasen anschwellen. Dies ist der Beginn des ehrgeizigsten Projektes der Zellen: das Gehirn.

Obwohl es eines der Ersten ist, das sie zu bauen beginnen, wird es das letzte Projekt sein, das sie vervollständigen. Die Zellen werden noch lange mit dem Gehirn zusammenarbeiten, und selbst, wenn du schon auf der Welt bist, ist es noch lange nicht fertig ausgebildet. Früher dachten Forscher, das Gehirn sei nach der Pubertät mehr oder weniger fertig ausgereift, aber in den letzten Jahrzehnten entdeckten sie, dass es noch bis zum Ende der 20er große Veränderungen durchmacht. Wir kehren in einem späteren Kapitel noch einmal zu diesem bemerkenswerten Organ zurück – jetzt im Augenblick drängt ein anderer Körperteil in den Vordergrund.

Die inneren Zellen haben inzwischen ein Versorgungsproblem und schwächeln deshalb; zuvor konnten noch alle Zellen Sauerstoff und Nahrung direkt aus der Umgebung aufnehmen. Das funktioniert aber nur über kurze Distanzen. Je mehr du wächst, desto gefährdeter sind die innersten Zellen, an Sauerstoffmangel zu sterben. Gäbe es das Herz nicht, könnte diese Unterversorgung dein Ende bedeuten.

Etwa 18 Tage nach der Befruchtung bilden die Zellen zwei kleine Röhrchen, eines auf jeder Seite des Rückens. In den nächsten Tagen bewegen sie sich aufeinander zu und verschmelzen schließlich miteinander. Gleichzeitig verändern sich die Zellen um die neue Röhre und werden zu einer ganz besonderen Art von Zellen: Herzmuskelzellen, die sich plötzlich zusammenziehen. Fest und locker. Fest und locker. Immerzu. Was auch immer passiert. Wissenschaftler ließen im Labor Herzzellen in Schalen wachsen und sahen, dass sich jede einzelne Zelle von selbst zusammenzieht. Wenn die Herzzellen durch kleine Poren miteinander in Kontakt kommen, beginnen sie im gleichen Takt zu schlagen. Babamm, Babamm. Nur 22 Tage nach der Befruchtung schlägt das kleine Röhrenherz zum ersten Mal.

Und genau so wird es das weiterhin tun. Jeden Tag, jede Sekunde deines Lebens, ohne eine einzige Pause. Um deinen transparenten Körper erscheinen kleine, rote Flecken, die zu deinen ersten Blutgefäßen zusammenwachsen. Bei jedem Zucken müssen die Zellen neue Blutgefäße bilden, um alle Ecken und Kanten des zunehmend komplizierter werdenden Körpers zu erreichen. Die Blutgefäße verzweigen sich in immer kleinere Nebenstraßen, von denen die kleinsten Kapillare genannt werden und so winzig sind, dass sich nur eine einzige Mini-Blutzelle durchquetschen kann. Legt man zehn Kapillaren nebeneinander, wären sie ungefähr so breit wie ein Haar, und ihre Wände sind so dünn, dass Sauerstoff und Nährstoffe dieser Kapillaren zu allen hungrigen Zellen durchsickern können, an denen sie vorbeikommen. Insgesamt könnte man die Länge all deiner Blutgefäße mehr als zweimal um den Globus spannen. Durch dieses riesige Netzwerk wird das Blut in jede Zelle gepumpt, aber das Herz wird nie müde. Es macht immer weiter, bis zum bitteren Ende. Fast alle Tiere haben im Laufe ihres Lebens ungefähr gleich viele Herzschläge zur Verfügung. Dies liegt daran, dass eine Verbindung zwischen der Größe des Tieres, der Lebenserwartung und der Herzfrequenz besteht. Eine klare Ausnahme bildet aber der Mensch, denn wir leben viel länger, als unsere 70 Schläge pro Minuten eigentlich hergeben sollten. Mäuse hingegen folgen dem typischen Muster. Das kleine Mäuseherz pocht schnell und fieberhaft, aber dafür nur ein oder zwei Jahre lang, bevor es aufhört – mindestens 450 Mal pro Minute. Am anderen Ende der Skala finden wir Blauwale, die größten Tiere, die jemals existiert haben und immer noch existieren. Sie besitzen Blutgefäße, durch die man schwimmen kann, und sie können sage und schreibe 80 Jahre alt werden. Ihr mehr als hundert Kilo schweres Herz schlägt weniger als zehn Mal pro Minute, und jeder Herzschlag schickt etwa tausend Liter Blut durch den riesigen Körper. Mit einem guten Unterwassermikrofon ausgerüstet, kann man den Herzschlag von Blauwalen sogar noch aus mehreren Kilometern Entfernung hören.

Genug über Blauwale – diese Geschichte dreht sich ja um dich. Sobald dein kleines Herzröhrchen also zu pulsieren beginnt, pumpt es Flüssigkeit in deinen kleinen Körper. Die Zellen haben zwar weder die Produktion von Adern noch die Produktion von Blutzellen abgeschlossen, aber die schwachen Ströme reichen für den Moment aus. Die Geschichte kann weitergehen, und du kannst größer werden als das Reiskorn, das du jetzt bist. Aber... woher wusste das Herz eigentlich, dass es genau hier und jetzt auftauchen sollte? Warum wird es ein Herz und keine Lunge und kein Ohr? Um das zu verstehen, müssen wir uns anschauen, wie die Zellen miteinander kommunizieren.

Zellisch für Anfänger

Zellen sprechen miteinander. Ständig. Sie reden über das, was wir essen und trinken, wo sich Bakterien eingeschlichen haben und ob wir gestresst sind oder Angst haben. Sollen wir genau hier eine Entzündung auslösen? Oder besser dort? Sollten diese Blutgefäße sich erweitern? Schlägt das Herz schnell genug? Verbrennen wir genug Fett? Milliarden von Gesprächen, ohne einen einzigen Ton.

Die Sprache der Zellen müsste streng genommen Molekülisch heißen, denn sie kommunizieren durch das Senden und Empfangen von chemischen Botschaften, oft durch verschiedene Proteine. Einige von ihnen ähneln lauten Schreien und rasen wie wild durch das Blut. Wenn du gerade gegessen hast, stößt deine Bauchspeicheldrüse einen brüllenden Proteinschrei aus: »INSULIN!«. Sobald die Leberzellen diese Proteinbotschaft erhalten, beginnen sie damit, Blutzucker zu langen Ketten aneinanderzureihen, die sie für den späteren Gebrauch aufbewahren. Für deine Leber wäre es wirklich schrecklich verwirrend und ermüdend, hielte deine Bauchspeicheldrüse sie nicht über deine täglichen Mahlzeiten auf dem Laufenden. Deine Leber passt auf deinen Blutzucker auf und schaltet zwischen »Energie für später aufsparen« und »Energie aus den Reserven hervorholen« um. Wenn du das Frühstück überspringst oder vor dem Abendessen spontan ein Stück Kuchen isst, kannst du dir sicher sein, dass deine Zellen sofort darüber diskutieren. Zellen können auch vertraulichere Unterhaltungen anstelle von gebrüllten Gesprächen mit ihren Nachbarn führen, etwa indem sie Substanzen in die Flüssigkeit ausschütten, die sie umgibt. Außerdem führen sie nicht selten Selbstgespräche, zum Beispiel, wenn eine Immunzelle, die eine Infektion erkennt, vor sich selbst eine motivierende Rede schwingt, damit sie für den Gegenangriff bereit ist.

Alle Zellen sind von einer dünnen Schicht umgeben, die Zellmembran heißt. Nur ein paar Moleküle schaffen es, sich durch dieses Häutchen zu schwindeln, und erreichen ohne vorher erteilte Erlaubnis das Innere der Zelle. Die meisten Botschaften werden deshalb indirekt übermittelt, indem sie sich an eine Art Molekül an der Zelloberfläche hängen, die man Rezeptor nennt. Die Botschaften und die Rezeptoren passen zusammen wie Schlüssel und Schlüsselloch, so findet sich zum Beispiel auf der Oberfläche der Leberzellen ein Rezeptor für Insulin. Indem sich die Insulinmoleküle an den Rezeptor heften, lösen sie mehrere Kettenreaktionen in der Zelle aus. Zuerst wird das Tor, das den Blutzucker durchlässt, geöffnet, und dann beginnen die Leberzellen damit, die gewonnene Energie aus der Nahrung zu speichern.

Einige Krankheiten werden durch Kommunikationsfehler zwischen den Zellen verursacht. Beim Diabetes Typ I kann die Bauchspeicheldrüse die Nachfrage nicht mehr bedienen – sie schafft es nicht, genug Insulin zu produzieren. Das Immunsystem des Körpers beginnt aus unbekanntem Grund diejenigen Zellen anzugreifen, die doch das Insulin bilden, um das Brüllen der Leber wieder zu einem sanften Räuspern werden zu lassen. Daher muss der Patient seinem Körper durch künstliche Spritzen die Insulin-Botschaften mitteilen. Beim Diabetes Typ II versucht die Bauchspeicheldrüse weiterzuleiten, dass die Person gegessen hat, aber die Zellen hören es nicht. Das Insulin fließt durch das Blut, aber die Rezeptoren an der Zelloberfläche schaffen es nicht, es aufzunehmen. Das Gefährliche an Diabetes ist, dass die Zellen davon überzeugt sind, dass sie hungern, egal wie viel die Person isst. Die Leber baut nichtsahnend ihre Energievorräte ab, und der Blutzucker wird gefährlich hoch. Da der Körper nicht all den Zucker verwenden kann, sieht er sich gezwungen, diesen durch den Urin loszuwerden. Durstgefühl, häufiges Urinieren und süßer Urin sind daher häufige Symptome von Diabetes. In den frühen Tagen der Medizin war es tatsächlich üblich, den Urin von Diabetikern zu probieren, um die

Diagnose Diabetes zu stellen. Offensichtlich störte das den englischen Arzt Doktor Thomas Willis nicht, der 1674 schrieb, dass der Urin, den er probierte, »wunderbar süß war, ganz, als ob er mit Honig oder Zucker versetzt sei«. Er prägte den Begriff *mellitus*, der Lateinisch für »honigsüß« steht und bis heute im Namen der Erkrankung, *Diabetes mellitus*, benutzt wird.

Insulin ist nur eine von vielen Substanzen, die die Zellen zum Kommunizieren einsetzen. Dadurch wird dein Körper zu einer sozialen und gut funktionierenden Gemeinschaft mit mehr Einwohnern, als es Galaxien im Universum gibt. Du kannst essen, was und wann du willst, dich in heißen und kalten Umgebungen aufhalten, dich entspannen, laufen, früh aufstehen oder die Nacht durchmachen. Trotzdem gelingt es dem Körper, alles im Inneren beeindruckend stabil zu halten. Er sorgt dafür, dass das Blut sauer genug ist, verteilt Essen und Energie zwischen allen Teilen, wird deinen Müll los, tötet Keime für dich ab, ohne dass du auch nur einen müden Gedanken daran verschwenden musst.

Wenn die Zellen deinen Körper zusammensetzen, verwenden sie genau solche chemischen Botschaften, um Aufgaben zu teilen und einander Anweisungen zu geben. Niemand spielt sich zum Chef auf, niemand hat einen Plan, was sie zu tun haben, und niemand weiß, wie das endgültige Ergebnis sein wird. Es gibt schließlich niemanden auf der ganzen Welt, der schon kennt, was die Zellen eifrig erschaffen – dich. Das Einzige, was die Zellen tun, ist, einen Schritt nach dem anderen weiterzugehen. Die komplizierten Formen und Strukturen in deinem Körper wuchsen nach und nach, indem deine Zellen eine einfache Anweisung nach der anderen befolgten, ein bisschen wie beim Falten einer Origami-Figur. Alles, was man tut, ist, das Papier Schritt für Schritt an verschiedenen Stellen zu falten, ohne dass man währenddessen erahnen kann, dass man am Ende einen ausgeklügelten und hübschen Papierschwan in Händen halten wird. In der Natur beobachten wir oft, dass beeindruckende Muster auftreten können, wenn eine arbeitende Gruppe sich an eine Reihe einfacher Regeln hält. Das beste Beispiel hierfür sind Vogelschwärme – jeder einzelne kleine Vogel passt nur darauf auf, nicht zu nah an den anderen ranzufliegen und sich in dieselbe Richtung wie die anderen zu bewegen. Das Ergebnis sieht so aus, als wäre es eine eindrucksvolle Choreografie, als hätten alle Vögel im Voraus einen Plan geschmiedet.

»Bau ein Röhrchen«, hörten deine Zellen, als sie begannen, dein Herz zu produzieren. Wenn das Herz zum ersten Mal schlägt, befindet es sich in der Mitte eines symmetrischen Körpers. Deine linke Seite sieht wie ein perfektes Spiegelbild deiner rechten Seite aus, außen wie innen. So gleichmäßig wird es jedoch nicht bleiben, denn innerhalb der nächsten Wochen wird das Herz diese Symmetrie aufbrechen. Die Röhre wird zu einem zusammengequetschten S, das eine Schleife bildet und vier Kammern entstehen lässt. Wenn alles läuft, wie es soll, liegt das einsatzbereite Herz zwischen den Lungen, mit einer spitzen Unterseite, die nach links zeigt. Andere Organe werden ebenfalls feste Plätze in verschiedenen Körperregionen einnehmen: Der Magen und die Milz entstehen auf der linken Seite, während die Leber auf der rechten Seite wächst. Woher aber wissen die Zellen eigentlich, wo links und wo rechts ist? Man hat herausgefunden, dass die Zellen ihre mikroskopischen Vorbereitungen schon lange vor der Verwandlung von symmetrisch auf unsymmetrisch treffen. Als du noch ein Teller warst, breiteten sich einige Zellen entlang deines Neuralrohrs aus und bildeten dünne Härchen, die Zilien genannt werden. Die Haare begannen sich schnell in die gleiche Richtung zu bewegen und verursachten so zusammen einen Flüssigkeitsstrom nach links, sie führten alles Weitere also buchstäblich in geregelte Bahnen. Die Proteinbotschaften, die aus dem Inneren des Körpers gesendet wurden, wurden also nach links geleitet, so dass die beiden Körperseiten verschiedene Anweisungen erhielten und sich auf verschiedene Art und Weise entwickelten.

Menschen mit der seltenen genetischen Störung namens Kartagener-Syndrom haben alle Organe auf der verkehrten Seite im Vergleich zu den allermeisten Menschen. Das Herz liegt auf der rechten Seite, die Leber arbeitet auf der linken Seite, was sie im Grunde genommen nicht wirklich stört. Problematischer ist, dass sie häufiger unter Atemwegsinfektionen und Fruchtbarkeitsproblemen leiden. All dies ist auf die Härchen auf den Zellen zurückzuführen, die nicht richtig funktionieren. Die Zellen benutzen diese Härchen nämlich noch für andere Dinge, als nur um Moleküle aufzuwirbeln, während du noch ein Embryo bist. In einem fertigen Körper sitzen die Haarzellen an mehreren Stellen, zum Beispiel in der Lunge, wo sie Staub und Schmutz wegfegen, wenn du hustest. Ohne dieses Reinigungsprogramm könnten sich Bakterien ansammeln und eine Infektion auslösen, was auch für Raucher ein häufiges Problem darstellt, weil das Rauchen diese feinen Härchen zerstört. Männer, die am Kartagener-Syndrom leiden, sind auch weniger fruchtbar, weil der Schwanzfortsatz, der ihren Samenzellen als Schwimmflosse dient, schlechter funktioniert.

Die Zellen können nicht beurteilen, ob die von ihnen erhaltenen Botschaften sinnvoll oder vollkommener Nonsens sind. Wenn die Herzanweisung versehentlich auf die rechte statt auf die linke Seite geschickt wird, spielt es keine Rolle, dass die Zellen, die die Botschaft erhalten, rechts liegen. Die Zellen sind blind und taub, nehmen ihre Welt aber durch Moleküle wahr. Wenn die Botschaft »Herz, Herz, mach ein Herz« ist, können sie nichts anderes tun als zu gehorchen.

Aber wie kann ein Molekül eigentlich über das Schicksal einer Zelle bestimmen?

Ob du es glaubst oder nicht, aber auf diese Frage geben uns tatsächlich Fruchtfliegen eine Antwort.

DIE VIERTE WOCHE
Tag 24

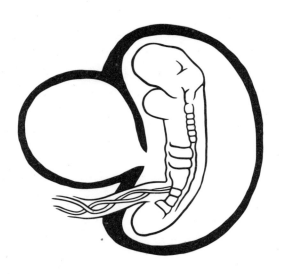

3 mm
Ungefähr so groß
wie ein Sesamkorn

Die Kunst, eine Fruchtfliege zusammenzusetzen

Wir befinden uns in der vierten Woche. Die Zeit ist reif, eine kurze Verschnaufpause zu machen und dich zu bewundern! Stell dir mal vor, du hast es geschafft! Du bist kein einfacher Teller mehr, deine Zellen sind gewandert, gewachsen, haben sich gedreht und gewendet und ergeben jetzt etwas, das einer drolligen kleinen Larve ähnelt. Trotzdem bist du nur wenige Millimeter groß, und wir müssten dich wohl unters Mikroskop legen, um tatsächlich erkennen zu können, wie du aussiehst. Man sieht, wo oben und unten ist, dass du eine Vorder- und eine Rückseite besitzt, und die ersten Organe wachsen auch schon in dir. Ein rotes, pulsierendes Herzröhrchen, eine Nervenröhre, die zum Kopf hin anschwillt, und ein Darmröhrchen, das mitten durch deinen zerfurchten, durchsichtigen Körper läuft.

Dafür hast du drei Wochen gebraucht. Die Fruchtfliege hingehen schafft es in weniger als 24 Stunden – klar, keine Zeit zu verlieren, wenn man nur ein paar Wochen zu leben hat. Wenn das Ei fertig ausgebrütet ist, kriecht die weiße, glänzende Larve heraus, um zu essen und größer zu werden. Fünf Tage später hat sich ihr Gewicht mehr als vertausendfacht. Nun kann die Larve sich zufrieden in einen Kokon verpuppen, in dem die Zellen die letzten Handgriffe an ihrem Meisterwerk tun. Augen, Fühler, Flügel und Knochen werden sichtbar, und schwupps, fliegt die ausgebackene Fruchtfliege auch schon herum, und das nach nur neun Tagen. Nach dieser Zeit hast du es gerade mal geschafft, dich in die Gebärmutterschleimhaut zu graben.

Für einen Biologen sind Fruchtfliegen aber weit mehr als nur kleine Plagegeister rund um das Obst in der Küche. Seit mehr als einem Jahrhundert stehen sie nämlich bereits im Dienste der Genetik. Bessere Versuchstiere kann man sich gar nicht wünschen: Sie sind klein, brauchen wenig Pflege, leben nur kurz und wachsen schnell. Aber was können wir Menschen eigentlich von diesen Wesen lernen? An einer Fruchtfliege erinnert schließlich wenig an menschliche Geschöpfe... Aber trotzdem steht die Larve vor der gleichen Herausforderung wie du: Sie soll einen Körper erschaffen, bei dem alles am richtigen Platz sitzt und funktioniert. Um das zu erreichen, verwenden wir und die Fliegen eigentlich den gleichen Trick: Alle teilen ihren Körper in Segmente ein.

In der dritten Woche nach der Befruchtung werden deine Körperabschnitte zum ersten Mal sichtbar. Direkt beim Kopf entsteht an den Seiten des Rückens je eine kleine Beule, die *Somit* genannt wird. Ungefähr eine Stunde später erscheint ein neues Somitenpaar, so geht es voran, bis du etwa 44 Paare gebildet hast. Nach und nach tauchen noch andere eigenartige Gebilde an deinem Rücken auf – du kriegst Schultern, Rippen und ein Becken –, bevor dein Körper all das bildet, erfindet er ein sich wiederholendes Muster. Die Wirbelsäule ist in mehrere kleine Wirbel unterteilt, von denen jeder die gleiche Grundform aufweist. Später werden diese entsprechend ihrer Position angepasst: Die oberen Wirbel sind klein und lassen dich nicken oder den Kopf schütteln, die unteren sind groß und können schwer tragen. Auch deine Bauchmuskeln werden segmentiert, was bei einer durchtrainierten Person als »Sixpack« sichtbar wird.

Wenn die Fruchtfliege noch im Larvenstadium ist, sind die Segmente ebenfalls noch sichtbar, und zwar als kleine Schuppen quer über ihrem Körper. Später wird die Larve sich zu einer Fliege entwickelnn, und abhängig von der Position des Segments werden ihr verschiedene Körperteile wachsen.

Die ersten Segmente bilden den Kopf mit den Augen und den Antennen, die Mitte bildet die vordere Körperseite mit den Flügeln, und als Letztes bildet sich die hintere Körperseite aus. Normalerweise endet dies mit einer glücklichen Fliege, die mit gut positionierten Flügeln und eifrig suchenden Fühlern aus ihrem Kokon fliegt – selten, aber manchmal doch, laufen die Dinge aber nicht so, wie sie sollten.

Einige Fruchtfliegen haben große, behaarte Beine, wo eigentlich dünne Fühler aus dem Kopf ragen sollten, andere besitzen ein zusätzliches Paar Flügel oder Füße, die beim Mund hervorzappeln. Was um Himmels willen ist bei diesen armen Geschöpfen schiefgelaufen?

In den 1970er Jahren begannen Forscher, sich der Antwort auf diese Frage zu nähern. Der Genetiker Edward Lewis und seine Kollegen am California Institute of Technology studierten die Gene der kleinen Monster und entdeckten, dass jede dramatische Transformation durch einen Schaden eines einzelnen Gens verursacht wird. Schnell filterten die Forscher acht verschiedene Gene heraus, die alle am dritten Chromosom der Fruchtfliege liegen. Seltsamerweise spiegelt die Reihenfolge dieser Gene entlang des DNA-Stranges wider, welchen Teil des Körpers sie kontrollieren. Am einen Ende des DNA-Stranges liegen die Gene, die den Kopf beeinflussen, am anderen die Gene, die den unteren Teil des Tieres beeinflussen, und dazwischen die für die Körpermitte.

Diese Gene werden Hox-Gene genannt. Bastelt man an diesen Hox-Genen herum, ist das Ergebnis eine Fruchtfliege, der Körperteile an den falschen Stellen wachsen.

Nimm zum Beispiel das Gen Ultrabithorax, das zusammen mit anderen Hox-Genen den Zellen mitteilt, dass sie sich im hintersten Teil der drei Vorderkörpersegmente befinden. Ohne das Gen Ultrabithorax glauben die Zellen automatisch, dass sie sich in einem Segment weiter in der Mitte befinden, und produzieren alles, was zu diesem Segment dazugehört. Die pflichtbewussten Arbeiterzellen haben keine Ahnung, dass ihre Aufgabe eigentlich darin besteht, die kleinen, blasenähnlichen Gleichgewichtsorgane zu bilden, die direkt hinter den hervorstehenden Flügeln wachsen sollen. Schade, denn ohne diese kann die Fruchtfliege nicht fliegen, auch wenn sie ein zusätzliches Paar Flügel hätte. Auf die eine oder andere Art schaffen es die Hox-Gene also, dass die Zellen in den verschiedenen Segmenten sich unterschiedlich verhalten – aber wie? Was machen diese mysteriösen Gene eigentlich?

In den 1980er Jahren versuchten Walter Gehring und seine Kollegen an der Universität Basel die Antwort auf diese Fragen zu finden. Die Gentechnologie hatte rasch Fortschritte gemacht, was es möglich machte, bestimmte DNA-Bestandteile zu kopieren und ihre Zusammensetzung zu untersuchen. Buchstabe für Buchstabe dekodierten die Forscher die Hox-Gene und entdeckten bald, dass es einen Abschnitt mit denselben 180 Buchstaben in allen Genen gibt, ob sie nun im Vorder-, im Hinter- oder sonst wo im Körper liegen. Die Forscher machten den Schlüssel zum Verständnis der Hox-Gene sofort in diesen 180 Buchstaben aus, die sie die Homöobox nannten. Hatten sie etwas Ähnliches nicht schon einmal gesehen? Die Forscher durchsuchten ihre Datenbanken, um die 180 Buchstaben mit anderen Genen, die sie analysiert hatten, zu vergleichen. Schon bald landeten sie einige Treffer und erkannten ein Muster: Alle Gene produzieren Proteine, die DNA binden. Solche Proteine waren dafür bekannt, Gene aktivieren und deaktivieren zu können – und woher wusste man das? Dank eines ganz anderen Biologen-Lieblings: niemand Geringerem als E. coli.

Ich ernte oft skeptische Blicke von meinen Freunden, wenn ich ihnen sage, dass ich E.-coli-Bakterien im Labor züchte. Der Ruf der armen Bakterienfamilie wurde bei den meisten Menschen aufgrund einiger frecher Onkel und Tanten, die zu fiesen und heftigen Magen-Darm-Erkrankungen führen können, ruiniert. Ganz schön ungerecht, denn die meisten E.-coli-Bakterienarten sind entspannte Lebewesen, die niemandem etwas zuleide tun wollen. In deinem Darm leben einige harmlose E.-coli-Bakterien, die aufpassen, dass andere, gefährlichere Bakterienstämme nicht einziehen können. Im Labor züchten wir die E.-coli-Bakterien in gelber Nährlösung, die auf 37 Grad erwärmt ist, so wie sie es am liebsten mögen. Im Gegenzug dafür kopieren die Bakterien DNA oder produzieren Proteine für uns. Sie sind unsere kleinen biologischen Fabriken, ohne die wir nicht auskommen würden.

In den 1960er Jahren untersuchten die französischen Forscher Jaques Monod und François Jacob die Wirkung verschiedener Nährstoffe auf E.-coli-Bakterien. Sie fanden heraus, dass E.-coli-Bakterien, wenn sie Zugang zu Glukose und Laktose haben, immer zuerst ihre Lieblingsnascherei zu sich nehmen: Glukose. Genau wie bei uns zu Hause, wo niemand die Bountys aus der Celebrations-Packung isst, bis am Ende nur noch die übrig sind. Für das Bakterium ist es viel einfacher, sich Energie aus der Glukose zu holen, denn die Laktose muss erst von einem Aufspaltungsprotein in kleinere Teile geteilt werden, bevor es verarbeitet werden kann. Klar hat es darauf keine Lust und nimmt die Laktose erst, wenn die ganze Glukose aufgebraucht ist. Gute Wahl, aber wie kann ein so einfaches Wesen eine solche Entscheidung treffen?

Um das Aufspaltungsprotein herzustellen, das Laktose abbaut, ruft das Bakterium das Rezept dafür aus einem Gen in seiner DNA ab. Zuallererst muss es eine Kopie dieses Rezepts machen, die es dann an seine Proteinfabrik liefert. Monod und Jacob entdeckten jedoch, dass das Bakterium ein anderes Protein herstellen kann, das verhindert, dass diese Kopie angefertigt wird. Das Protein bindet sich direkt vor dem Gen an den DNA-Faden und blockiert das Gen auf diese Weise.

Erst wenn sich das blockierende Protein löst, kann die Zelle das Rezept umsetzen und das Aufspaltungsprotein produzieren. Darüber hinaus fanden die Forscher heraus, dass das Bakterium noch ein anderes Protein mit der gegenteiligen Wirkung produzieren kann: Wenn dieses sich an den DNA-Strang heftet, hilft es beim Kopieren des Rezeptes. Der »Einschaltknopf« des Gens wird gedrückt, und das Bakterium ist bald schon in der Lage, die Laktose zu verwerten.

Es ist also möglich, Gene mithilfe von Proteinen ein- und auszuschalten, die sich an den DNA-Strang heften. Na klar, genau *das* tun die Proteine an den Hox-Genen. Jedes Hox-Protein hängt sich an einen bestimmten Teil des DNA-Stranges, und *klick* – eine ganze Reihe von verschiedenen Genen wird ein- oder ausgeschaltet.

Eine Fruchtfliege ist viel komplexer als ein kleines Bakterium, denn sie besteht aus verschiedenen Organen mit spezialisierten Zelltypen, die miteinander zusammenarbeiten. Daher muss sie auch große Teile ihrer DNA der Kontrolle und Führung ihrer Gene widmen. Beim Menschen ist all das natürlich noch viel komplizierter, früher nannten Forscher alles, was scheinbar keine Funktion hatte, »Junk-DNA« (Müll-DNA). Heutzutage wird dieser Ausdruck nur mehr selten benutzt, da wir immer wieder neue Schätze in diesen geheimnisvollen Buchstabencodes entdecken. Vor und hinter den Genen gibt es Codes, die wie genetische Schalter funktionieren; bestimmte Proteine können diese Codes lesen und stellen sicher, dass ein Gen zur richtigen Zeit und am richtigen Ort eingeschaltet wird. Diese genetischen Schalter kann man tatsächlich mit den Lichtschaltern in einem Haus vergleichen. Einige der Schalter sind wie die Hauptschalter neben der Tür und schalten das gesamte Licht im Raum ein, andere machen nur die Schreibtischlampe an. Die Hox-Gene produzieren Proteine, die als Hauptschalter fungieren und eine ganze Gruppe von Genen aktivieren. Am Kopf eines Lebewesens befinden sich andere Proteine als beim Po, weswegen dort auch andere Schalter eingeschaltet sind. Darum sitzen an den verschiedenen Segmenten auch unterschiedliche Proteine, und irgendwann schießen Fühler aus dem Kopf und Flügel aus dem Vorderkörper.

Da tut sich die kluge Frage auf: Was bedeutet all das für uns? Ich habe versprochen, deine Geschichte zu erzählen, aber jetzt habe ich beunruhigend viel über Fruchtfliegen gesprochen. Wir müssen mehr als eine halbe Milliarde Jahre in der Zeit zurückgehen, bevor wir unseren gemeinsamen Vorfahren mit der Fruchtfliege finden. Als wirklich nahe Verwandte kann man uns deshalb also nicht bezeichnen. Früher dachten daher die meisten Forscher, dass die Gene, die den Körper einer Fruchtfliege organisieren, nichts mit den Genen gemeinsam haben können, die diese Aufgabe beim Menschen übernehmen. Diese Ansicht wurde in den

1980er Jahren jedoch komplett über den Haufen geworfen, als man in Walter Gehrings Labor bei anderen Tieren begann, nach Hox-Genen zu suchen, und sie wirklich überall fand. Sie waren in Würmern und Fischen, in Fröschen und Mäusen. Und im Menschen? Na klar, wir sind da keine Ausnahme. Aber die Dinge liegen etwas komplizierter bei uns: Wir haben insgesamt vier Hox-Gen-Garnituren, nicht nur eine, wie die Fruchtfliege. Das Prinzip ist dennoch das gleiche: Das Schicksal der verschiedenen Beulen auf deinem Rücken wird durch verschiedene Kombinationen von Hox-Genen vorbestimmt. Sie sorgen dafür, dass an deinem momentanen Rücken alles dort wächst, wo es hinsoll: die Schulterblätter auf der Oberseite, das Becken auf der Unterseite und Rippen dazwischen.

So wie es möglich ist, sowohl Geräteschuppen als auch Villen oder sogar Kirchen nur mit Nägeln und einen Hammer zu errichten, ist es möglich, sowohl Fruchtfliegen und Mäuse als auch Menschen aus Hox-Genen zusammenzusetzen. Es geht nicht nur darum, welche Gene wir haben, sondern auch, wie wir sie benutzen. Tatsächlich teilen wir mehr als die Hälfte unserer Gene mit der vielbesprochenen Fruchtfliege. Unser gemeinsamer Vorfahre war vielleicht nur ein unbedeutender Wurm, aber selbst ein Wurm braucht Gene, die den Kopf vom Schwanz unterscheiden. Nach einer halben Milliarde Jahre Evolution sind immer noch die gleichen Gene in Gebrauch, werden aber auf eine andere Weise und in neuen Kombinationen angewendet. Gleich sehen wir außerdem, dass die Hox-Gene bei Weitem nicht unsere einzigen Souvenirs aus der Vergangenheit sind.

DER ZWEITE MONAT
5. Woche

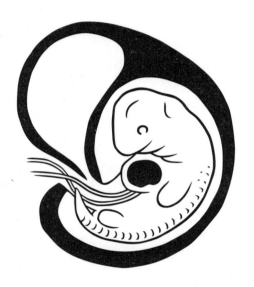

½ cm
Ungefähr so groß
wie eine Erbse

O

Das Erbe des Urmeers

Zu Beginn der fünften Woche bist du ungefähr so groß wie eine Erbse. Dein winziger Körper ist gekrümmt und beinahe durchsichtig, mit gebeugtem Kopf und langem Schwanz. Ein richtiges Gesicht hast du noch nicht, nur schwache Konturen eines Auges auf jeder Seite deines Kopfes. Momentan ist es noch unmöglich zu erkennen, dass du mal ein Mensch sein wirst, sagen wir mal, du siehst eher aus wie... eine Garnele. Am Hals hast du vier kleine Falten, die durch tiefe Furchten getrennt sind. Direkt darunter pocht dein Herz, das aussieht wie ein pulsierender roter Klumpen.

Früher wirkte das, womit deine Zellen beschäftigt waren, absolut logisch: Sie wuchsen und entfalteten sich, stellten sicher, dass alles am richtigen Ort ist, bauten ein Fundament, mit dem sie arbeiten konnten. Jetzt sieht alles aber nach einem Riesenchaos aus. Warum bauen sie zum Beispiel diesen Schwanz zusammen, wenn du ihn nicht brauchen wirst? Davon übrig bleiben wird nur ein Knöchel, der furchtbar wehtut, wenn man im Winter ausrutscht und auf den Hintern fällt. Kein Ingenieur oder Bauleiter, der seine fünf Sinne beisammenhat, würde so etwas planen oder erschaffen. Und was ist eigentlich der Plan für diese Falten am Hals, die später verschwinden? Sehen sie nicht dem verdächtig ähnlich, was Fische zu Kiemen umwandeln?

Wir Menschen sind nicht die Einzigen, die in ihrer Entwicklung gewisse Umwege gehen. Beobachtet man den Embryo einer Eidechse, eines Huhns oder eines Elefanten, entdeckt man dieselben eigenartigen Ausformungen. Zu Beginn des 19. Jahrhunderts bemerkte der deutsche Biologe Karl Ernst von Baer diese Ähnlichkeiten, wusste aber nicht, wie er sie sich erklären sollte. Doch Darwin hatte die Antwort parat: 1859 veröffentlichte er *Die Entstehung der Arten*, in dem er den Embryonen ein ganzes Kapitel widmete. Er erklärte, dass die mysteriösen Ähnlichkeiten der Embryonen zustande kommen, weil wir einen gemeinsamen Ursprung haben.

Wir teilen dieselbe Geschichte mit Fischen, Salamandern und Hühnern, eine Geschichte, die sich über mehrere hundert Millionen Jahre erstreckt. Sie beginnt mit einer Welt, die leer und öde ist, aber unter der Meeresoberfläche wuselt es bald nur so von Leben. Unsere Vorfahren sahen wie Fische aus und erforschten den großen Ozean. Später legten sich Moosdecken über die toten Felsen an Land, weswegen Skorpione und Tausendfüßler den immer grüner werdenden Landboden erkunden konnten. Die Pflanzen wurden immer größer und entwickelten tiefe Wurzeln, so dass der Boden mit fruchtbarer Erde bedeckt wurde. Bald wimmelte es von Insekten unter Farnen, die so groß wie Bäume waren. Die Luft war warm, feucht und voller Sauerstoff, während unsere Vorfahren inzwischen in den Sümpfen der Wälder schwammen. Später entwickelten einige der Nachkommen Lungen und dicke Flossen, so dass etwa vor 400 Millionen Jahren die ersten Amphibien an Land kriechen konnten. Amphibien bleiben aber immer in der Nähe des Wassers, denn dort beginnt ihr Leben. Ohne Wasser trocknen ihre Eier aus und schrumpeln zusammen wie Ballons ohne Luft. Mit der Zeit fanden die Reptilien eine Lösung für das Problem: Sie verpackten die Eier in harte, schützende Schalen, die dafür sorgten, dass ihre Babys nicht austrockneten. Vor ca. 200 Millionen Jahren entwickelten sich dann die ersten Säugetiere, die ihre Nachkommen nicht mehr in einem Ei, sondern in der sicheren Umgebung der Gebärmutter heranwachsen lassen. Allmählich entwickelte sich ein nacktes, zweibeiniges Säugetier namens Mensch. Der letzte gemeinsame Vorfahr, den wir sogar mit den Schimpansen teilen, lebte vor etwa 6 Millionen Jahren. Aber auch wir Menschen beginnen unser Leben als Unterwasserkreaturen. Wir erschaffen unser eigenes Embryo-Salzwassermeer und verlassen es nicht, bis wir bereit sind, unseren ersten Atemzug zu machen.

Wenn wir daran zurückdenken, dass unser Körper eigentlich der eines transformierten Fisches ist, können wir ihm viel verzeihen. Alles, was unnötig und unlogisch wirkt, macht dann Sinn – denk doch mal an Schluckauf. Schon als zwölf Wochen alter Fötus kannst du dieses lästige Phänomen zum ersten Mal erlebt haben. Wenn du hickst, ziehen deine Atemmuskeln sich heftig zusammen, damit du schnell Luft einsaugst. Gleich darauf schließt sich dein Kehldeckel im Hals und ruft so das typische Hicksen hervor. Das Phänomen ist wahrscheinlich ein Erbe, das wir unseren Amphibien-Vorfahren verdanken, denn was für Menschen nur ein nutzloser Reflex ist, ist für Kaulquappen überlebenswichtig. Auf halbem Weg ihrer Entwicklung haben sie nämlich, gleich wie unsere Vorfahren, sowohl Lungen als auch Kiemen. Wenn sie im Wasser einatmen, erinnert es an einen lang gezogenen Schluckauf. Indem sie den Kehldeckel schließen, blockieren sie den Zugang zu den Lungen und pressen Wasser durch die Kiemen aus dem Körper.

Ein anderes Beispiel ist die kleine vertikale Grube, die du zwischen deiner Oberlippe und Nase hast und deren medizinischer Name wirklich schön klingt: *Philtrum*. Als ich klein war, dachte ich, dort solle mein Rotz aufgefangen werden, aber eigentlich hat die Grube keine spezielle Funktion. Stattdessen ist sie ein gutes Beispiel für die wunderbar umständliche Art, auf die unsere Gesichter geformt werden. Dein Gesicht beginnt in drei separaten Abschnitten mit den Augen seitlich wie bei einem Fisch, und den Nasenlöchern ganz oben auf dem Kopf. Dann bewegen sich alle Teile langsam auf einen gemeinsamen Punkt zu. Die Nasenlöcher wandern von der Stirn herunter, und die Augen bewegen sich zur Mitte. Schlussendlich verschmelzen die Teile knapp unter dem Platz, an dem heute deine Nase liegt. Es ist entscheidend, dass die drei Teile sich gleichzeitig treffen, denn eine leichte Verzögerung zu diesem Zeitpunkt der Entwicklung kann deutliche Spuren hinterlassen: Trifft nicht alles gleichzeitig aufeinander, wird man mit einer Hasenscharte geboren. Wenn aber alles so läuft, wie es soll, werden Haut und Muskeln nahtlos miteinander verwoben, und nur die kleine Grube bleibt zurück, als Erinnerungsstück aus einer Zeit, in der du noch ganz anders aussahst.

Die Falten und Furchen, die wir als Embryonen am Hals bekommen, sind ebenfalls ein Erbstück aus Urmeerzeiten. Bei einem Fischembryo werden die Furchen zu den offenen Zwischenräumen zwischen den Kiemen, in die das Wasser einströmt, wenn der Fisch atmet. Die oberen Falten bilden den Kiefer des Fisches, die letzten zwei werden zum unterstützenden Gewebe der Kiemen. Amphibien, Reptilien und Säugetiere bilden anfangs die gleichen Furchen und Falten, aber die Evolution fand mit der Zeit neue Funktionen dafür: So bilden zum Beispiel die oberen Falten nicht nur den Kiefer, sondern auch unsere Gehörknöchelchen. Betrachtet man Amphibien und Reptilien genauer, entdeckt man, dass diese zweite Falte der Ursprung eines kleinen Ohrknöchelchens ist, den es bei Fischen nicht gibt – ich meine damit den Steigbügel. Er erlaubt dem Ohr eine Kettenreaktion, durch die man auch in der Luft hört, wo die Schallwellen langsamer sind als im Wasser. Wenn sich die Schallwellen im Wasser ausbreiten, erzeugen sie ein Vibrieren, das den ganzen Fischkörper zappeln lässt, und diese Bewegung kommt auch bei seinen Hörorganen an, die sich direkt hinter seinen Augen befinden. An Land müssen die Schallwellen aber verstärkt werden, damit sie die Sinneszellen aktivieren können. Das tun Schallwellen, indem sie den Steigbügel dazu bringen, auf das Trommelfell zu klopfen, das ans Innenohr grenzt. Hinter dem Trommelfell entstehen dadurch Wellen in der dort fließenden Flüssigkeit, und die behaarten Sinneszellen, die dort sitzen, beginnen zu den Tönen zu tanzen. Manche bevorzugen die Dichte der hohen Töne, die in schnellen Wellen heranrollen, andere Zellen tanzen lieber zu tiefen, dumpfen Tönen. In jeder tanzenden Zelle öffnen sich kleine Kanäle, die Chemikalien in eine Nervenzelle fließen lassen. Diese wiederum erzeugen elektrische Signale, die durch dünne Fäden zum Hörnerv und dann weiter zum Gehirn wandern.

Wir Säugetiere haben unser Gehör noch einen Schritt weiterentwickelt. Durch das Studium von Fossilien konnten Wissenschaftler beobachten, wie Bläschen hinterm Reptilienkiefer mit der Zeit schrumpften, bis sie sich schließlich im Ohr eines der ersten Säugetiere befanden. Diese beiden Knöchelchen heißen Hammer und Amboss und helfen dem Steigbügel dabei, die Schallwellen zu verstärken. Hinter dem Trommelfell vibrieren sie nacheinander, bevor das Signal dieser Kettenreaktion das Innere des Ohrs erreicht. Dank unseres transformierten Kiefers hören wir sogar noch einen Tick besser als die Reptilien.

Nicht nur in Fossilien und Embryonen finden Forscher Spuren unserer Evolutionsgeschichte, denn heutzutage haben wir ein neues Werkzeug zur Verfügung: Wir können die DNA verschiedener Spezies vergleichen. Charles Darwin, der noch nicht um das Geheimnis der Gene und des Erbguts Bescheid wusste, wie wir es heute tun, hätte wahrscheinlich vor Freude einen Purzelbaum geschlagen. Wir wissen nun, dass sowohl Fruchtfliegen und Fische als auch wir Menschen wichtige Gene von einem gemeinsamen Vorfahren geerbt haben. Wir benutzen diese Gene, um unseren Körper in seine Grundform zu kriegen, also in Vorderseite, Rücken, Kopf und Schwanz einzuteilen. Von einem späteren Vorfahren bekamen wir dann die Gene, die uns erlaubten, ein Skelett, eine Wirbelsäule und ein Gehirn zu bauen.

Menschen, Vögel und Fische sehen auf den ersten Blick sehr unterschiedlich aus, aber ihr Körper wurde mit den gleichen Genen gebaut. Warum blieben genau diese Gene erhalten, wenn so vieles andere verändert wurde? Wahrscheinlich, weil sie so unglaublich wichtig sind. Es ist gefährlicher, mit einem Gen zu experimentieren, das am Anfang des Entwicklungsprozesses wirkt, als eines zu manipulieren, das erst später zum Einsatz kommt. Es ist, als würde man die Grundmauer eines Hauses abreißen, statt einen Balkon zu bauen. Embryonen mit Fehlentwicklungen bei diesen wichtigen Genen werden vermutlich nie heranwachsen, damit für die Natur kein Risiko entsteht, diese defekten Gene in Nachkommen wiederzufinden. Da ist es um vieles einfacher, die Details zu verfeinern und nach und nach neue Funktionen hinzuzufügen. Wir müssen uns einfach damit abfinden, dass der Weg zum Menschen über ein paar Umwege führt.

Helfende Hände

Das Erbe aus dem Ozean wirst du immer in dir tragen, aber bald schon wird es klarer werden, dass da ein menschliches Wesen im Uterus wächst. Am Anfang der sechsten Woche bist du etwa einen Zentimeter groß, die Falten entlang deines Halses beginnen zu einem Gesicht zusammenzuwachsen, und deine Augen sind als zwei dunkle Flecken sichtbar. Du hast deinen Kopf an die Brust gepresst, unter der dein rot pochendes Herz wächst. Dein Schwanz ist immer noch recht groß, hat aber aufgehört zu wachsen und wird schon bald wieder verschwinden. Deine Hirnbläschen und Blutgefäße sind hinter einer dünnen, transparenten Hautschicht sichtbar. An jeder Seite des Oberkörpers und unten an der Schwanzspitze hast du zwei kleine Sprossen, die zu deinen Armen und Beinen werden. Auf dem gleichen Weg entstehen aber auch die Flügel eines Huhns oder die massiven Stampfer eines Nilpferds. Sogar Wal-Embryonen wachsen anfangs solche Sprossen, auch wenn sie nie Arme oder Beine bekommen. Wale stammen nämlich von Säugetieren ab, die auf vier Beinen liefen, bevor sie wieder ins Meer zurückkehrten. Die nächsten überlebenden Verwandten der Wale – sind die Nilpferde.

Eine Weile lang folgten Wale dem gleichen Bauplan wie die anderen Säugetiere, schlussendlich blieben jedoch nur kleine Knöchelreste von den Sprossen übrig. Das gleiche Schicksal erwartet deinen Schwanz: Er schrumpft allmählich, und am Ende bleibt nur noch dein Steißbein übrig. Im Gegensatz zu Walen brauchst du ja deine Arme und Beine definitiv, darum wachsen deine Sprossen nach und nach und sehen aus wie kleine Paddel.

In diesen Paddeln arbeiten die Zellen an ihrem ersten Entwurf deines Skelettes, der aus Knorpel, einem festen Material aus Zellen, Proteinfasern und einem stoßdämpfenden Gelee besteht. Als Erstes bauen die Zellen den Vorläufer des Oberarms aus Knorpel. Während der Arm darüberwächst, machen die Zellen mit dem Knorpel des Unterarms weiter, bevor sie schließlich deine Finger machen. Bei deinen Beinen gehen sie gleich vor – von innen nach außen sozusagen. Damit die Zellen den richtigen Knochen am richtigen Ort bauen können, müssen sie genau wissen, wo sie sich befinden. Das erfahren sie durch verschiedene Kombinationen und Dosen von chemischen Signalen.

Ein Beispiel ist das Protein *Sonic Hedgehog* (auf Deutsch oft nur Hedgehog oder SHH genannt). Sollte der Name sich für dich bekannt anhören, hast du vielleicht das Videospiel mit dem blauen Igel gespielt, nach dem es benannt ist. Wenn du dich fragst, wie ein Protein nach einem Igel benannt werden konnte, liefert uns wieder mal die Fruchtfliege die richtige Antwort. Um herauszufinden, was ein Gen macht, untersuchen Genetiker oft, was sich verändert, wenn das Gen nicht mehr funktioniert. Deshalb benennen Forscher ein neu entdecktes Gen oft nach dem, was mit dem Versuchstier passiert, wenn sie das Gen zerstören. Als die Genetiker Anfang der 1980er Jahre die Embryonen der Fruchtfliege studierten, entdeckten sie, dass, wenn ein bestimmtes Gen zerstört wurde, den Embryonen kleine, spitze Ausläufer wuchsen. Das erinnerte sie an einen kleinen Igel, deshalb nannten sie es *Hedgehog*-Gen. Als die Forscher drei Varianten dieses Gens beim Menschen entdeckten, entschieden sie sich, zwei von ihnen den Namen bestimmter Igelarten zu geben (Desert Hedgehog und Indian Hedgehog) und den letzten nach der beliebten Videospielfigur (Sonic Hedgehog) zu benennen. Die Hedgehog-Gene sind jedoch nicht die einzigen Gene, denen Forscher lustige Namen gaben, so heißt beispielsweise ein Gen *Ken and Barbie*. Fruchtfliegen mit einer Mutation an diesem Gen fehlen die äußeren Geschlechtsorgane – wie den Puppen, nach denen das Gen benannt wurde. Ein anderes Beispiel ist *Swiss Cheese*, bei dessen Fehlfunktion die arme Fruchtfliege ein Gehirn entwickelt, das so löchrig wie ein Schweizer Käse ist.

Wenn die Zellen deinen Körper bauen, benutzen sie Sonic Hedgehog an mehreren Orten – im Darm, in der Lunge, im Gehirn und in den Händen, um nur ein paar Beispiele zu nennen. Auch im Neuralrohr findet Sonic Hegdehog Anwendung, wenn es in der dritten Woche seine wichtigen Signale aussendet. Die gleiche Botschaft kann viele Male an verschiedenen Orten umgesetzt werden, da die Zellen sie jeweils unterschiedlich interpretieren. Wie genau eine Zelle auf die Botschaft reagiert, hängt von ihren früheren Erfahrungen ab, davon, wie stark die Botschaft übermittelt wird und wann genau sie sie erhält. Im Prinzip gilt dasselbe, wenn wir Menschen miteinander sprechen – wir können dieselbe Aussage auf ganz unterschiedliche Weisen interpretieren, je nach Situation.

Wenn ein Kollege eines Morgens zu mir ins Labor kommt und fragt, ob wir ein paar Experimente gemeinsam durchführen wollen, finde ich das ganz nett von ihm. Kommt abends in der Bar ein ungepflegter Typ auf mich zu und fragt dasselbe, werde ich schon skeptischer reagieren. Noch eigenartiger wäre es, wenn mich jemand mehrmals hintereinander anbrüllt: LASS UNS EIN BISSCHEN HERUMEXPERIMENTIEREN! Das wäre sogar für morgens im Labor eine zu hohe Dosis…

Wie reagieren also die Zellen im Paddel auf Sonic Hedgehog? Die Proteinbotschaft wird genau von der Position ausgesandt, wo später mal dein kleiner Finger liegen wird, und breitet sich nach und nach in die umliegenden Zellen aus, wie Milch, die man in den Kaffee gießt. In der Nähe der Quelle, wo es massenhaft Sonic Hedgehogs gibt, basteln die Zellen an Genen herum, die deinen kleinen Finger bilden werden. Weiter vom Botschaftszentrum entfernt schrauben die Hedgehog-Zellen an Kombinationen von Genen herum, die Ringfinger, Mittelfinger oder Zeigefinger formen, und die Zellen, die am wenigsten Hedgehogs in ihrer Nähe haben, machen deinen Daumen. Auf diese Weise beschließt eine Botschaft mehrere verschiedene Schicksale gleichzeitig.

Anfangs wachsen die Finger zusammen, aber in der achten Woche werden sie voneinander getrennt. Diese Verwandlung geschieht durch gut koordinierten Selbstmord deiner Zellen: Alles beginnt damit, dass deine zukünftigen Fingerzellen Todessignale aussenden, und sobald ihre Nachbarn diese empfangen, aktivieren sie ihre Abbauproteine. Die DNA-Stränge, die von den Zellen normalerweise wie ein Heiligtum beschützt werden, werden von Abbauproteinen in kleine Stücke zerteilt. Alles wird zerstört, bis nur mehr zusammengeschrumpelte Säckchen mit Resten übrig sind. Fresszellen fließen um dich herum und verdauen den Zellmüll, so dass die Zwischenräume zwischen deinen Fingern nach und nach gesäubert werden. Durch einen Zelltod nach dem anderen wird das Paddel mit der Zeit zu einer lebenden Hand.

Gegen Ende der siebten Woche werden auch deine Zehen sichtbar. Der lange Schwanz ist jetzt fast weg, und dein Gesicht beginnt sich zu verformen. Du hast eine kurze, abgeflachte Nase und zwei kleine Ohren bekommen, spitze Ellbogen und Knie ragen aus deinen kurzen Armen und Beinen hervor. Dein Skelett ist immer noch ein erster Entwurf aus Knorpel, was sich erst im dritten Monat ändern wird, wenn deine Zellen ihn durch echtes Knochengewebe ersetzen, was sehr lange dauern wird. Wenn du zur Welt kommst, werden deine Knochen immer noch so weich sein, dass du dich durch den Geburtskanal quetschen kannst. Deine Kniescheiben bestehen sogar nur aus Knorpel bis du ungefähr drei Jahre alt bist, und erst in deinen Zwanzigern wird dein Skelett komplett entwickelt sein.

Wenn der Knorpel in Knochengewebe umgewandelt werden soll, beginnt das damit, dass die Zellen im Inneren des zukünftigen Knochens zu riesigen Megazellen anschwellen. Sofort danach sterben sie ab und hinterlassen einen Hohlraum, der zum Knochenmark wird. Leber und Milz, die als vorübergehende Blutproduzenten eingesetzt werden, können so bald erleichtert aufatmen. Wenn die Geburt näherrückt, übernimmt das Knochenmark diese Arbeit – und das, solange du lebst. Keine leichte Aufgabe, die es sich da zumutet. Blutest du, verwandeln sich Stammzellen aus dem Knochenmark in Blutplättchen, die die Wunde verschließen. Wirst du krank, organisiert das Knochenmark eine Truppe gesunder weißer Blutkörperchen, die die Bakterien schlucken oder vergiften. Wenn der Sauerstoff knapp wird, schickt es mehr rote Blutkörperchen los, außerdem ersetzt das Knochenmark rund um die Uhr Blutzellen, die einfach komplett ausgebrannt sind. Jede einzelne Sekunde verabschieden sich über zwei Millionen rote Blutkörperchen in deinem Körper in ihre Rente, und genauso viele neue müssen sofort bereit sein, den Job zu übernehmen.

Nachdem sich der Hohlraum des Knochenmarks gebildet hat, beginnen die umgebenden Zellen, sich selbst zu Knochenzellen umzuwandeln, und transformieren das umliegende Gelee zu harter Mineralmasse. Kalzium- und Phosphatkristalle binden sich an Proteinfasern und erzeugen ein Material, das gleichzeitig stark und elastisch ist – perfekt, um Stöße abzufangen, ohne zu brechen. Da nun die Nährstoffe nicht mehr direkt in die Knochenmasse fließen können, wachsen dünne Ausläufer aus der Knochenzelle, die winzige Kanäle bilden und sich mit Blutgefäßen verbinden. So atmen und essen die Zellen weiter, auch hinter leblos wirkenden Mineralien versteckt. Denn solange du lebst, leben auch deine Knochen. Jeden Tag setzen deine Knochenzellen Anpassungen und Ersatzproduktionen um, und im Verlauf von etwa zehn Jahren wird so das gesamte Skelett rundum erneuert. Während die eine Sorte Knochenzellen neuen Knochen aufbaut, beseitigt die andere Art alte, abgestorbene Zellen und setzt nach der Beseitigung Kalzium in den Blutkreislauf frei. Normalerweise arbeiten Fress- und Aufbauzellen im selben Tempo, so dass man insgesamt keine Knochenmasse verliert. Dieses System kann aber auch ins Wanken geraten – und davon weiß die NASA ein Lied zu singen.

Schon nach ein paar Tagen im Weltraum baut ein Astronaut Knochenmasse ab, und sein Kalziumgehalt im Blut steigt, was das Risiko von Nierensteinen erhöht. Diese Veränderung ist wahrscheinlich darauf zurückzuführen, dass sich die Knochen an ihre Beanspruchung anpassen. Bei geringer Schwerkraft wird der Körper des Astronauten kaum Belastungen ausgesetzt, und er senkt die Produktion von Knochenzellen. Optimistisch, wie sie sind, passen sich die Knochen an ihr neues Leben an – wie sollen sie auch wissen, dass der Mensch, in dem sie leben, nicht für immer als Astronaut durch den Weltraum schweben wird? Gleichzeitig futtern die Fresszellen so fleißig weiter wie nur möglich – du ahnst es schon –, das Ergebnis ist, dass die Knochen allmählich poröser und anfällig für Brüche werden. Forscher beobachteten ähnliche Effekte am Skelett von bettlägerigen Personen. Körperliches Training hat glücklicherweise den umgekehrten Effekt: Erhöhte Belastung der Knochen macht sie stärker und fester.

Mehrere Prozesse im Körper hängen von Kalzium ab, und die Knochen fungieren als Aufbewahrungsort für dieses lebensnotwendige Mineral. Wenn das Herz oder die Nerven nach Kalzium schreien, sind die Knochen schnell zur Stelle. Ein Mensch mit Kalziummangel leidet daher unter den gleichen Symptomen wie ein Astronaut. Besser, man leidet an porösen Knochen, als dass das Herz aufhört zu schlagen, oder? Die Fresszellen bedienen sich ohnehin und setzen Kalzium ins Blut frei, wo es, wohin auch immer es gebraucht wird, weitertransportiert wird.

Bisher kommst du aber ganz gut aus mit deinem Knorpelskelett. Du schwebst frei im Hohlraum deiner transparenten Fruchtblase wie ein Astronaut in der Schwerelosigkeit. In der achten Woche fangen deine frisch gewachsenen Arme und Beine an, in Reflexbewegungen zu zappeln. Deine Zehen- und Fingernägel nehmen Gestalt an, und unter der Brust deines mageren Körpers werden deine Rippen sichtbar. Noch stärker kann man dein Skelett und deine Blutgefäße erkennen, weil deine Haut immer noch so dünn und transparent ist. Ab dem Ende dieser Woche wirst du von den Medizinern nicht mehr Embryo, sondern Fötus genannt. Die Anlagen für alle deine Organe sind nun gelegt, aber es muss noch eine Menge passieren, bevor du geboren werden kannst.

DER DRITTE MONAT
Woche 9

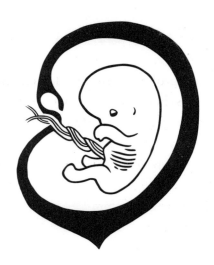

5 cm
Ungefähr so groß
wie eine Erdbeere

Geschlecht und Seeschlangen

Zu Beginn des dritten Monats erreichst du ungefähr die Größe einer Erdbeere. Deine Nase ist breit und stumpf, deine Augen sind noch weit voneinander entfernt. Mit deiner großen Stirn und deinem großen Kopf wirkst du ein bisschen wie ein schwebendes Alien, aber in den nächsten Wochen wirst du eindeutigere menschliche Züge erhalten. Dünne Augenlider werden sich über deine dunklen Augen legen und dein gekrümmter Nacken wird sich aufrichten, während dein Kinn wachsen und dein Hals mehr und mehr einem Hals ähneln wird.

In diesem Monat wird es das erste Mal möglich sein, zu sehen, ob du ein Junge oder ein Mädchen wirst, in den ersten Wochen gibt es nämlich noch keinen Unterschied zwischen den beiden Geschlechtern. Das ist wahrscheinlich auch der Grund, warum Männer Brustwarzen haben, obwohl sie diese nicht wirklich brauchen – aber wenn sie schon mal da sind, bevor geschlechtsspezifische Unterschiede auftreten, bleiben sie auch sichtbar. Sogar die inneren Geschlechtsorgane bestehen bei männlichen und weiblichen Babys aus der gleichen Grundstruktur, denn alle Embryos entwickeln Bläschen, die jeweils mit zwei kleinen Kanälen verbunden sind. Doch dann, in der siebten Woche, beginnt die Verwandlung und die Gene entscheiden, was weiter passiert: Wenn dein letztes Chromosomenpaar sowohl ein X- als auch ein Y-Chromosom trägt, entwickeln sich aus den Bläschen Hoden. Hast du an diesem letzten Chromosomenpaar aber zwei X-Chromosom, werden die Bläschen zu Eierstöcken.

Dieses sagenumwobene Y-Chromosom sieht eher klein und unscheinbar aus und enthält ungewöhnlich wenige Gene, man vermutet nur zwischen 50 und 60. Das X-Chromosom hingegen, das Frauen und Männer gleichermaßen in sich tragen, beinhaltet zwischen 800 und 900 Gene. In der frühen Entwicklung blockiert ein Embryo, der später mal ein Mädchen wird, eines der beiden X-Chromosomen endgültig. Das tut er, damit die Zellen nicht die doppelte Menge von allem produzieren, was auf dem X-Chromosom liegt. Je mehr Kopien die Zelle von einem Rezept parat hat, desto mehr Köche beauftragt sie, damit sich genug vom Endprodukt anhäufen kann. Zu dem Zeitpunkt, an dem das X-Chromosom ausgeschaltet wird, besteht der Embryo bereits aus mehreren Zellen. Welches X ausgewählt wird, ist aber völlig zufällig, weswegen manche Zellen das von deiner Mutter vererbte X-Chromosom nutzen und andere Zellen das deines Vaters anzapfen. Auf diese Weise werden alle Frauen zu genetischen Flickenteppichen, was man besonders gut bei weiblichen Katzen beobachten kann.

Wie das geht, fragst du dich? Das Gen, das die Haarfarbe beeinflusst, sitzt bei der Katze am X-Chromosom, deshalb sieht ihr Fell oft wie eine Patchworkdecke aus verschiedenen Farben und Mustern aus. Einige der Zellen stellen ihre Farbpigmente schließlich aus dem Rezept des Vaters her, andere kochen nach Mutters Rezept.

Das für das Geschlecht entscheidende Gen auf dem Y-Chromosom wird SRY genannt. Ohne dieses Gen bilden die Zellen automatisch Eierstöcke. Das vom SRY-Gen hergestellte Protein tut selbst recht wenig, fungiert jedoch als ein Schalter, der mehrere andere Gene auf verschiedenen Chromosomen ein- und ausschaltet, die dann gemeinsam die Entwicklung der Hoden auslösen. Nach und nach beginnen die Hodenzellen Hormone in den kleinen Körper auszuschütten: Das erste Hormon, das sie freisetzen, sorgt dafür, dass einer der mit dem Hoden verbundenen Kanäle umgestaltet wird. Bei Frauen bleibt der Kanal bestehen und wird später zu den Eileitern und der Gebärmutter. Der zweite vom Hoden wegführende Kanal bleibt auch bei männlichen Embryos bestehen, denn aus ihm entwickeln sich später unter anderem die Samenleiter. Etwas später beginnen die Hodenzellen damit, ganz schön viel Testosteron zu produzieren, was dem Körper in diesem Zusammenhang so was wie »Werde männlich!« befiehlt. Die Anweisung verbreitet sich im Körper und löst bald sichtbare Geschlechterunterschiede aus.

Forscher führten Experimente mit Kaninchenembryonen durch, bei denen sie die Anlagen der Geschlechtsdrüsen in einem frühen Stadium der Entwicklung entfernten. Dadurch fanden sie heraus, dass der Embryo einen weiblichen Körper entwickelte, selbst wenn die entscheidenden Gene ein Y-Chromosom trugen. Sowohl bei Kaninchen als auch bei Menschen werden die Zellen außerhalb des Hodens nie mitbekommen, ob sie ein Y-Chromosom tragen oder nicht. Es liegt an den Hoden, dem Rest des Körpers zu verklickern, dass der Embryo zu einem Jungen werden soll. Wenn die anderen Zellen keine Botschaften vom Hoden erhalten, bauen sie einen weiblichen Körper zusammen.

Bei einem solchen System ist es irgendwie kein Wunder, dass Missverständnisse auftreten können, oder? Was passiert zum Beispiel, wenn die Zellen die Testosteronrufe der Hoden nie hören? An der Oberfläche der Zellen sitzen Rezeptoren, die Nachrichten aus der und in die Zelle empfangen und weiterschicken. Wenn der Testosteronrezeptor nicht funktioniert, produzieren die Hoden trotzdem Testosteron, ohne es zu benutzen – die Zellen kriegen ja nicht Bescheid oder hören nichts und beginnen mit dem Ausformen eines Mädchenkörpers. Von außen sehen Menschen mit einem solchen Gendefekt wie gewöhnliche Frauen aus, da das Schicksal der äußeren Geschlechtsorgane ja vom Auftreten und Gehörtwerden des Testosteron-Signals bestimmt wird. Innerlich, also organisch, haben diese Personen jedoch eine Drüse, die wie ein Hoden funktioniert. Eileiter und Gebärmutter fehlen trotzdem, weil der Kanal, aus dem sie entstanden sind, durch den Befehl des Hodens zerstört wurde. Bei der Entwicklung des Geschlechts handelt es sich also um einen komplexen Prozess, der weit mehr als nur das Y-Chromosom umfasst.

Nicht alle Tiere lassen die Chromosomen über ihr Geschlecht bestimmen, bei Alligatoren entscheidet die Temperatur darüber. Sobald das Ei in den ersten drei Wochen Temperaturen unter 30 Grad ausgesetzt ist, entwickelt sich der Embryo zu einem weiblichen Alligator. Wird es wärmer als 34 Grad, wächst ein männlicher Alligator im Ei heran.

Ein komisch aussehender grüner Igelwurm namens *Bonellia viridis* entscheidet noch lustiger über seine weiblichen und männlichen Nachkommen. Er beginnt sein Leben als winzige, geschlechtslose Larve und schwimmt eine Weile frei im Ozean umher, bevor er sich schließlich am Meeresboden niederlässt. Wo genau er sich niederlässt, ist jedoch von großer Bedeutung, denn wenn die Larve auf unbewachsenen Meeresboden fällt, entwickelt sie sich zu einem ungefähr zehn Zentimeter langen Weibchen. Es ist schwierig, genau zu beschreiben, wie eine weibliche *Bonellia viridis* aussieht, aber stell dir mal ein Alien vor, dessen Körper einer Gewürzgurke ähnelt und dessen Schwanz wie ein Büschel Algen aussieht. Dieses Wesen verbringt den Rest seines Lebens am Meeresboden, wo es Überreste kleiner Tiere und Pflanzen verputzt. Ein anderes Schicksal erwartet die Larven, die nicht auf leerem Meeresgrund, sondern auf der Haut einer weiblichen *Bonellia viridis* landen. In diesem Fall transformiert sich die Larve in ein nur 1–3 Millimeter kleines Männchen. Der männliche Igelwurm kriecht in den Körper des weiblichen, wo er den Rest seines Lebens als ihr persönlicher Samenproduzent verbringt. Im Gegenzug dafür sorgt das Weibchen dafür, dass der Eindringling bei der von ihr beschafften Nahrung mitnaschen darf und satt wird. Von allen Paarbeziehungen, die die Natur erfunden hat, muss das eine der intimsten sein.

Es gibt auch Tiere, die in der Lage sind, das Geschlecht im Laufe ihres Lebens zu wechseln, wenn sich ihre Umwelt verändert. Schau dir zum Beispiel den *Thalassoma bifasciatum* an, einen Fisch, der in Korallenriffen in der Karibik lebt. Sollte dieser Fisch in ein Korallenriff umziehen, das von einem männlichen Fisch bewacht wird, stiehlt er diesem nur ungern seinen Platz. Stattdessen entwickelt er sich zu einem Weibchen und lebt glücklich mit den anderen Fischen in einer kleinen Korallengemeinschaft. Stürbe der Mann der Familie eines Tages, dauerte es nicht lange, bis er ersetzt würde. Einer der weiblichen Fische, meist der größte, verwandelte sich dann sofort in ein Männchen. Innerhalb eines Tages wären seine Eierstöcke geschrumpft und durch Hoden ersetzt, und die Zukunft der Korallengesellschaft wäre wieder gesichert.

Wenn der menschliche Fötus ein Y-Chromosom besitzt und die Signale dort ankommen, wo sie sollen, entwickelt sich ein Penis, der aus einer kleinen Knospe wächst, die bei Mädchen zur Klitoris wird. Etwa drei Monate nach der Befruchtung ist die Knospe dann groß genug, damit man von außen erkennen kann, welches Geschlecht der Fötus hat. Die Hoden der Jungen sind immer noch im Inneren des Körpers und werden dort auch noch bis zum siebten Monat bleiben. Zuerst sinken sie langsam auf die Höhe des Magens und legen sich schließlich im Hodensack ab. Wahrscheinlich sind wieder mal unsere Vorfahren aus dem Urmeer für diese eigenartig komplizierte Lösung verantwortlich, was man daraus ableitet, dass Fische die Hoden ihr Leben lang neben ihrem Herz tragen. Die sinnvollste Lage bei einem Fisch, aber völlig unbrauchbar für einen Menschen, bei dem Samenzellen und Hitze nicht gut zusammenpassen.

Fische sind kaltblütig und verändern ihre Körpertemperatur je nach Umgebung, wenn ihre Hoden also fest in ihrer Brust eingepackt liegen, überhitzen sie nicht automatisch. Menschen dagegen haben die Hoden außen, um optimale Bedingungen für die Samenzellen zu gewährleisten. Der kleine Hautsack, in dem sie wohnen, kann sich zusammen- und näher zum warmen Körper ziehen oder nach außen ausdehnen, je nachdem, wie die Temperatur draußen ist, so dass die Samenzellen immer ihre Lieblingstemperatur kriegen.

Geheime Vorbereitungen

In der Gebärmutter sind die Zellen rund um dich herum zwar ziemlich beschäftigt, im Vergleich zu der Zeit nach der Geburt lebst du gerade aber im reinsten Spa-Hotel. An Hitze und Kälte brauchen die Zellen nie zu denken – der Körper deiner Mutter sorgt dafür, dass die angenehme Temperatur von 37 Grad stabil aufrechterhalten wird. Dank des nutzungsfertigen Blutes, mit dem der Mutterkuchen gefüllt ist, müssen deine Zellen auch nie Angst haben, zu wenig Luft oder Nahrung abzukriegen. Wenn du dann aber auf der Welt bist, stehen sie vor einem Berg von Herausforderungen: brennende Sonne, Marathonläufe, nicht mitgenommene Trinkflaschen und gesalzene Kartoffelchips. Dann wirst du froh sein, dass du dir ein paar Nieren zugelegt hast, als du damals die Chance dazu hast.

Unsere Nieren und Harnwege entstehen gleichzeitig mit den Geschlechtsorganen und stammen auch von der gleichen Zellblase ab. Wie schon bei so vielen Entwicklungen kann man auch hier wieder beobachten, wie wunderbar verzweigt der Weg zum Endprodukt oft ist und wie stark wir vom Erbe unserer Urmeer-Vorfahren heimgesucht werden. Die Zellen bauen, reißen ein, bewegen und verändern sich die ganze Zeit selbst. So kommen erst nach dem dritten Versuch die Nieren dabei raus, die gerade in dir arbeiten, während du dieses Buch liest.

Aber was geschah mit den Nierenversuchsobjekten? Die ersten beiden Nieren waren noch kleine Röhrchen, die deine Zellen in der dritten Woche direkt neben deinem Hals formten. Leider waren diese primitiven Nieren völlig nutzlos und verschwanden deshalb kurz nach ihrer Entstehung. Zur gleichen Zeit kam ein neues Paar Nieren hinzu, das ein bisschen weiter unten an deinem Rücken lag. Diese wurstförmigen Nieren erinnerten sehr an die, die wir bei Fischen und Amphibien finden können, und werden tatsächlich eine Weile in der Gebärmutter benutzt. Bei Mädchen verschwindet dieses zweite Nierenversuchspaar irgendwann endgültig, aber bei Jungen bleiben einige der Zellen bestehen und bilden später Teile der Genitalien. In der fünften Woche begannen die Zellen dann mit den Anlagen für deine endgültigen Nieren. Um es noch ein bisschen schwieriger zu machen, tauchen diese aber zuerst an einer falschen Stelle auf und müssen eine kleine Wanderung machen, bevor sie sich niederlassen können. Zuerst bewegen sie sich nach unten in Richtung Becken und verbinden sich mit der Blase, später drehen sie wieder um und bewegen sich nach oben. Irgendwann finden sie ihre finale Position:

seitlich der Wirbelsäule, ungefähr auf Höhe der unteren Rippen.

Die fertig entwickelten Nieren sehen dann rotbraun und irgendwie bohnenförmig aus und sind etwa so groß wie zwei Fäuste. Ihr normaler Arbeitstag läuft ungefähr so ab: Blut aufnehmen, Blut reinigen, Blut weiterschicken. 399 Mal wiederholen. Puh. Jede Niere ist aus vielen kleinen Kanälen zusammengesetzt, die mit Knäueln von Blutgefäßen verbunden sind. Flüssigkeit wird aus dem Blut gezogen und fließt durch die Kanäle, wo die Nieren wegfiltern, was du nicht brauchst, und den guten Rest zurück ins Blut schicken. So wie auch du beim Kochen Verpackungen und Kartoffelschalen wegwerfen musst, produzieren auch deine Zellen etwas Müll, wenn sie die Rezepte umsetzen. Ammoniak ist ein solches Müllprodukt, das entsteht, wenn man Proteine abbaut. Leider wäre es sehr giftig, wenn es in den restlichen Körper gelänge. Fische teilen dieses Problem mit uns, aber sie werden es ganz leicht los – sie entsorgen es einfach im Wasser, in dem sie schwimmen. Für Lebewesen wie uns, die an Land leben, wäre es allerdings etwas unpraktisch, wenn man ständig pinkeln müsste. Um diesen Nachteil auszugleichen und die Natur zu schützen, hilft uns die Leber, den Ammoniak in Harnstoff umzuwandeln – also in eine Substanz, die wir in höheren Konzentrationen tolerieren. Danach können die Nieren den Harnstoff durch die Harnröhre in die Blase abtransportieren. Wenn es dann zeitlich gut passt, pinkelst du den Urin aus deinem Körper.

Trotz allem, was wir Menschen ständig tun und nicht tun, halten unsere Nieren uns innerlich wundervoll stabil. Die Nieren achten genau darauf, wie viel Wasser und Salz dein Körper in sich trägt, denn wenn die Salzkonzentration ins Ungleichgewicht kommt, kann viel schiefgehen. Dein Herz kann ohne Salz nicht schlagen; du brauchst es, um deine Muskeln zusammenzuziehen. Du kannst auch nicht denken oder fühlen ohne Salz, denn die Nervenzellen nutzen es, um elektrische Signale zu erzeugen. Kurz: Ohne Salz wäre man mausetot. Salze finden sich im Blut, in der Flüssigkeit, die die Zellen umgibt, und in der Zelle selbst. Wenn du in der Apotheke Salzwasserspray für deine Nase kaufst, enthält es 0,9 Prozent Salz, um die Flüssigkeit nachzuahmen, die die Zellen im Körper umgibt.

Wenn du eine Zelle in eine Lösung mit zu wenig Salz setzt, riskierst du, dass sie wie ein überfüllter Wasserballon explodiert. Die Natur gleicht deshalb gerne die Unterschiede aus. Dass die Zelle selbst salziger ist als das Wasser rundherum, bringt ihr nichts, weswegen das Wasser anfängt, sich in die Zelle zu ziehen, um das Salz zu verdünnen. Ist die Zelle in einer Lösung platziert, die salziger als sie selbst ist, passiert das Gegenteil: Das Wasser tritt aus der Zelle aus. Die arme Zelle muss ihrer Umgebung Wasser spenden, ob sie will oder nicht, bis sie schließlich zu einer verschrumpelten, schlappen Rosine zusammenschrumpft. Auch die meisten Bakterienzellen vertragen nicht so viel Salz, was einer der Gründe dafür ist, dass gesalzene Lebensmittel länger haltbar sind. Danke also deinen Nieren dafür, dass du aus mehr als ein paar Milliarden verschrumpelter Rosinenzellen bestehst.

So oder so, solange du mit der Plazenta verbunden bist, kannst du dich entspannt zurücklehnen. Du kannst deinen ganzen Müll einfach im Blut deiner Mutter entsorgen und ihre Nieren die ganze Arbeit für dich erledigen lassen. Gleichzeitig können deine eigenen Nieren ganz gemütlich schon ein bisschen für ihren zukünftigen Job üben. Bereits in der neunten Woche fangen die Nieren an, Urin zu produzieren. In der Woche danach trinkst du vom Wasser in der Fruchtblase und scheidest es dann wieder aus – das wirst du bis zur Geburt so machen. Das mag jetzt ziemlich widerlich klingen, immerhin badest du mehrere Monate lang in deinem eigenen Urin. Als ob das nicht eklig genug wäre, trinkst du auch noch teilweise große Mengen des verschmutzten Badewassers. Was in aller Welt soll das bringen?

Ganz schön viel, wie sich herausstellt. Was du tust, ist sowohl lebenswichtig als auch brillant und eigentlich gar nicht so ekelhaft, wie es zunächst klingt. Deine Mutter kümmert sich nämlich um die regelmäßige Reinigung deines flüssigen Zuhauses. Die Wände, die dich vom Mutterkuchen trennen, sind wie ein löchriges Sieb voller kleiner Löcher, durch die Moleküle dringen können. Dein Müll wird aus dem fetalen Wasser in das Blut deiner Mutter gesiebt, und das sogar so effizient, dass der Inhalt des gesamten Wassertanks im Verlauf von drei Stunden komplett ersetzt wird. Das trainiert nicht nur deine Nieren, sondern bereitet dich auch auf eine der wichtigsten Tätigkeiten vor, die du direkt nach der Geburt können solltest: Milch trinken. Innerhalb der nächsten paar Wochen wachsen deine Saugmuskeln, und deine Wangen werden dicker, während dein Darm übt, wie man Nährstoffe aus dem Fruchtwasser zieht. Langsam beginnst du dich auf ein Leben da draußen vorzubereiten.

DER VIERTE MONAT
Woche 13

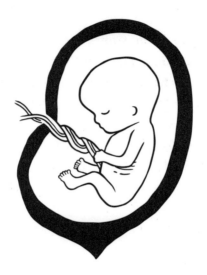

9 cm
Ungefähr so groß
wie eine Avocado

Wundersame Windungen

Zu Beginn des vierten Monats bist du ungefähr so groß wie eine Avocado. Dein Kopf hat sich in der Zwischenzeit aufgerichtet; dein Hals und dein Nacken werden dadurch besser sichtbar. Durch die immer noch dünne Haut blitzt ein Netzwerk roter Blutgefäße.

Du bist im Begriff, ein aktives kleines Lebewesen zu werden, das Purzelbäume schlägt, herumturnt und tritt. Du streckst deine Arme aus oder lutschst an deinem Daumen, zu welcher Hand dieser gehört, ist aber alles andere als zufällig. Die meisten von uns bevorzugen den rechten Daumen, Linkshänder aber bevorzugen den linken Daumen bereits bevor sie geboren werden.

Deine Knochen sind immer noch weich wie Gelee, aber innerhalb des nächsten Monats wird sich der Knorpel mehr und mehr in hartes Knochenmaterial umwandeln. Außerdem wächst dein Körper nun sehr schnell, und deine Arme und Beine beginnen »normale« Proportionen anzunehmen. Trotzdem ist dein Kopf immer noch ungewöhnlich groß, und in seinem Inneren geht die Konstruktion deines komplexesten Organs vor sich: des Gehirns.

Viel ist passiert, seit dein Gehirn nur aus drei kleinen Bläschen am Ende einer Röhre bestand. Die Bläschen wuchsen, krümmten und teilten sich, um verschiedene Gehirnstrukturen zu bilden. Aus der hinteren Blase wird unter anderem das Kleinhirn, das für die Bewegungskontrolle wichtig ist. Zusammen formen die mittlere und die hintere Blase den Hirnstamm, welcher Atem, Herzfrequenz, Schlaf und andere grundlegende Körperfunktionen reguliert. Die vorderste Blase aber teilt sich in zwei schnell wachsende Hälften und stülpt sich nach und nach über die anderen Teile deines Gehirns und bedeckt das meiste davon. Ganz außen folgt schlussendlich die Großhirnrinde, die für die meisten erweiterten Gehirnfunktionen verantwortlich ist. Wir Menschen haben eine ungewöhnlich große Hirnrinde, der wir verdanken, dass wir zählen, philosophieren, lesen und schreiben können. Langsam, aber stetig wird deine Großhirnrinde so stark wachsen, dass sie sich zusammenwinden muss, um noch in deinen Kopf zu passen, aber das passiert erst wirklich kurz vor der Geburt, also am Ende der fetalen Entwicklung. Im vierten Monat ist die Großhirnrinde immer noch ziemlich glatt und gleichmäßig, genau wie bei Mäusen.

Zu dieser Zeit entstehen etwa 200 000 neue Nervenzellen – jede Minute. Tief im Innersten des Gehirns sitzen die Stammzellen und teilen sich immer und immer wieder. Nach jedem Teilen bleibt eine der Zellen, wie sie ist, während die andere sich auf ihren verwinkelten Weg in ihr neues Zuhause macht. Wie ein Backpacker nach dem Abitur macht die Nervenzelle sich auf die Reise, um sich selbst zu finden. Welche Art von Nervenzelle soll ich mal werden? Soll ich mit dem Sehen arbeiten? Mit Bewegung? Oder doch mit Geruch? Die Nervenzelle holt sich Signale von anderen Zellen, die sie unterwegs trifft, was ihr dabei hilft, die richtigen Gene ein- und auszuknipsen.

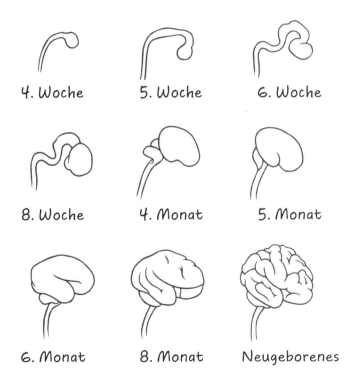

Je später eine Nervenzelle gebildet wird, desto länger ist ihre Reise, denn das Gehirn baut sich selbst von innen nach außen, Schicht über Schicht. Logischerweise werden die am tiefsten im Kern sitzenden Zellen als Erstes gebildet und steuern die primitivsten Funktionen. Wenn das Gehirn dann immer größer wird, schaffen die Nervenzellen die lange Reise nicht mehr ohne Hilfe, und eine andere Art von Zelle eilt zur Unterstützung herbei: die Gliazelle.

Im Gegensatz zu Nervenzellen schicken Gliazellen keine elektrischen Signale aus. Lange glaubten Forscher, dass ein einfaches Stützgewebe alles im Gehirn am richtigen Platz hält – der Name »Glia« kommt aus dem Griechischen und bedeutet »Klebstoff«. Später wurde festgestellt, dass die Gliazellen als weit mehr als nur Klebstoff dienen. Sie sind nämlich absolut unverzichtbar für das Nervensystem, und wir besitzen in Wahrheit sogar mehr Gliazellen als Nervenzellen. Einige von ihnen arbeiten als eine Art Immunsystem und kriechen zwischen den Gehirnzellen in Gebiete hinein, die verletzt oder angegriffen sind. Wenn notwendig, essen und verdauen sie abgestorbene oder kaputte Zellen. Andere Arten von Gliazellen sind sternförmig und haben lange Ausläufer, die fest mit den Blutgefäßen verbunden sind. Diese pflegen und füttern die hart arbeitenden Nervenzellen. Außerdem sorgen sie dafür, dass das Gehirn aufgeräumt und sauber bleibt: Sie spülen überschüssige Flüssigkeit und Abfallstoffe, die sich während der harten Arbeit der Nervenzellen ansammeln, durch kleine Wasserkanäle aus dem Gehirn. Wahrscheinlich wird dieser Reinigungsgang aktiviert, wenn wir nachts schlafen. Die Forscher haben ebenfalls beobachtet, dass das Pumpsystem des Gehirns bei schlafenden Mäusen zehn Mal aktiver ist und dass einige Zellen nachts schrumpfen, um mehr Platz für den Flüssigkeitsstrom zu schaffen. Wir beginnen jeden Tag also mit einem frisch geputzten Gehirn, dank der fleißigen Gliazellen.

Anfangs hilft eine spezielle Art der Gliazellen den neugeborenen Nervenzellen auf ihrem Weg durch das rasch wachsende Gehirn. Die Ausläufer, die aus diesen Gliazellen durch mehrere Gehirnschichten wachsen, funktionieren ein bisschen wie Wendeltreppen. Generation um Generation von Nervenzellen kämpft sich nach oben, um langsam wie eine Schnecke auf einem Grashalm ihr Ziel zu erreichen. Wenn die Nervenzelle dann endlich ihr neues Zuhause erreicht hat, beginnt die eigentliche Herausforderung.

Sobald die Nervenzelle angekommen ist, tut sie, was auch die meisten Menschen tun, wenn sie an einen neuen Ort kommen: Sie schafft sich ein Netzwerk. Denn wenn es etwas gibt, für das eine Nervenzelle lebt und atmet, ist es, mit anderen zu ratschen. Im Gehirn wimmelt es nur so vor Nervenzellen, die in eifrige Gespräche verwickelt sind, manche führen sogar tausend Gespräche auf einmal. Andere Nervenzellen wohnen in der Haut oder tief im Inneren der Nase und schicken dem Gehirn Nachrichten über alles, was sie spüren. Und wie vollgepackt mit Nervenzellen das Rückenmark erst ist!

Die Nervenzellen dort arbeiten eng mit dem Gehirn zusammen und reden auch oft mit deinen Muskeln. Bieg mal deinen großen Zeh ab und dank dann deinem Rückenmark, dass der Befehl bei den Muskeln da unten angekommen ist und sie wussten, was zu tun war.

Wenn Nervenzellen miteinander sprechen, tun sie das auf ihre ganz eigene Weise, nämlich durch elektrische Signale. Während Hormonbotschaften verhältnismäßig langsam durch das Blut fließen und von Unbeteiligten wahrgenommen werden können, ist das Nervensignal blitzschnell und exklusiv. Lange, dünne Fäden wachsen aus den Nervenzellen in alle Richtungen und arbeiten wie ein Leitungssystem. Die Hauptleitung der Nervenzelle heißt Axon und befördert Informationen aus der Nervenzelle hinaus. Damit dein Nervensystem nicht in einem unentwirrbaren Kabelsalat resultiert, ist es extrem wichtig, dass das Axon sich mit dem richtigen Endpunkt verbindet. Die mit dem Sehsinn arbeitenden Nervenzellen müssen sich mit dem Auge verbinden, und die, die die Bewegung kontrollieren, müssen sich an einen Muskel heften. Willst du zum Beispiel mit deinem großen Zeh wackeln, müssen die Nervenzellen an der Unterseite des Rückenmarks Axone produzieren, die sich bis in die Muskeln in den Füßen erstrecken. Für einen erwachsenen Menschen bedeutet das, dass diese Nervenfäden über einen Meter lang sein müssen. Wie in aller Welt weiß das Axon aber, wohin es die Fäden wachsen lassen muss? Glücklicherweise ist das Axon nicht wie andere Leitungen, die wir kennen. Anders als die Leitungen eines Computers ist die Nervenleitung neugierig, schnüffelt gerne herum und hat wahnsinnig viel Energie. Das Axon schlängelt sich durch deinen Körper, gesteuert von den Oberflächenmolekülen der Zellen in der Umgebung. Der dünne Nervenfaden streckt sich aus und testet: Kann ich mich hier niederlassen? So tastet er sich vor und findet neue Moleküle, an die er sich heften kann. Axone verschiedener Nervenzellen bevorzugen unterschiedliche Untergründe und bahnen sich daher ihren ganz eigenen mikroskopischen Weg durch das chaotische Zellgewebe. Zusätzlich werden die Nervenzellen durch Lockmittelmoleküle gesteuert, die vom Ziel ausgeschüttet werden, genau wie die Samenzelle, die dem Ei entgegenschwamm. An seiner Spitze teilt sich das Axon in eine Fächerform mit vielen dünnen Ausläufern, die als Fühler fungieren. Das Axon setzt diese Fühler ein, um sich zum richtigen Ort durchzuschnüffeln. Ein paar Axone führen von deinen Augen zu deinem Gehirn, andere wachsen deine kurzen Beinchen entlang und schicken Befehle aus, die die ersten Tritte im Bauch deiner Mutter auslösen.

Wenn die Hauptleitung endlich mit einem Zielpunkt verbunden ist, empfängt dieser eine Proteinnachricht, die er eigentlich an sich selbst sendet. Die Nachricht bewegt sich rückwärts durch die Nervenleitungen, bis sie den Zellkern erreicht, wo die DNA-Moleküle gelagert sind. Voll motiviert schaltet die Nervenzelle nun die Gene ein, die die Zukunft sicherstellen. Käme die Nachricht nicht rechtzeitig an, müsste die Nervenzelle davon ausgehen, dass nie eine Verbindung hergestellt werden konnte. In diesem Fall beginge sie Zellselbstmord und schrumpfte zu einer leblosen Hülle zusammen, genau wie es die Zellen zwischen deinen Fingern taten. Tatsächlich erwartet dieses traurige Schicksal einige deiner Nervenzellen, weil du tatsächlich mehr dieser nützlichen Freunde produzierst, als du brauchst. Die Nervenzellen konkurrieren also miteinander, und nur diejenigen, die die besten Verbindungen herstellen, werden überleben. Wenn man es so betrachtet, haben viele Nervenzellen ihr Leben geopfert, damit ein so fantastisches Gehirn wie deines entstehen konnte.

Diejenigen Nervenzellen, die Glück und Erfolg haben, gehen enge Bindungen mit den Gliazellen ein. Eine besondere Art von Gliazelle wickelt sich um das Axon der Nervenzelle und packt es in eine fettige Substanz namens Myelin ein. Genau wie das Plastik um das Kabel, isoliert die Fettschicht das Innere und sorgt dafür, dass die elektrischen Signale effektiver weitergeleitet werden können. Als Erstes packen die Gliazellen die Axone im Rückenmark und in den innersten, ältesten Strukturen des Gehirns ein, um dann nach und nach die äußeren Nervenzellen zu isolieren. Dieser Prozess kann viele Jahre dauern, so dass es Gehirnregionen in äußerster Randlage gibt, die bis zum Ende deiner Zwanziger nicht vollständig isoliert sind. Der letzte Bereich, der fertiggestellt wird, ist der präfrontale Cortex, der eine wichtige Rolle für die Entwicklung der Persönlichkeit und der Fähigkeit spielt, die Folgen einer Handlung vorauszuplanen und zu bewerten. Mit dieser Information im Hinterkopf ist es dann auch einfach zu verstehen, dass Teenager manchmal Schwierigkeiten damit haben zu merken, dass der fünfte Tequila vielleicht doch keine so gute Idee ist.

Obwohl das Gehirn seine größten Umbauarbeiten in den Zwanzigern abschließt, kann man niemals davon ausgehen, dass es *komplett fertig* entwickelt ist. Das Gehirn ist dein Lebensprojekt. Alles, was du lernst und woran du dich erinnerst, führt zu physischen Veränderungen in den Verbindungen zwischen deinen Nervenzellen. Nachdem du dieses Buch gelesen hast, wird dein Gehirn anders sein als zum Zeitpunkt vor dem Lesen. Es ist keine fertige Maschine, die in deinem Kopf sitzt, sondern eine lebendige, aktive Gemeinschaft.

DER FÜNFTE MONAT
Woche 17

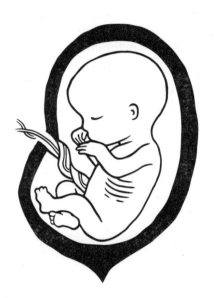

14 cm
Ungefähr so groß wie eine Banane

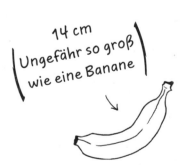

Die Sinne

Zu Beginn des fünften Monats bist du ungefähr so groß wie eine Banane. Wahrscheinlich sehen deine Eltern dich rund um diesen Zeitpunkt zum ersten Mal im Ultraschall, und deine Mutter kann spüren, dass du trittst. Jeden Tag werden deine Muskeln ein bisschen stärker, und dein Skelett wird ein wenig härter. Deine Ohren kriechen langsam vom Nacken über den Kopf an den Ort ihrer Bestimmung. Nicht mehr lange und du wirst erstmals auf Geräusche reagieren, aber bereits jetzt sind mehrere deiner Sinne in Betrieb. Als Erstes traute sich der Tastsinn, als du im zweiten Monat auf Berührungen um deinen Mund reagiertest. Nach und nach funktionierte dein Tastsinn auch bei anderen Körperteilen, so dass du dein Gesicht nun oft mit deinen Fingern erforschst und mehrmals täglich deine Finger an deine Lippen legst.

Geschmack und Geruch

Der Geschmackssinn entwickelt sich vermutlich im vierten Monat, wenn sich in deinem Mund kleine Geschmacksknospen gebildet haben, von denen jede aus einem Bündel von fünfzig bis hundert länglichen, haarigen Geschmackszellen besteht. Die kleinen Härchen an der Oberfläche der Geschmackszelle nennen sich Rezeptoren und fangen Nahrungsmoleküle unseres Essens auf. Wenn sich das Molekül an den Rezeptor heftet, gibt die Zelle ein Signal ab und berichtet dem Gehirn, was sie erlebt. Jede Geschmackszelle ist darauf spezialisiert, bestimmte Arten von Molekülen zu erkennen, und schickt somit Informationen zu gewissen Geschmacksrichtungen an das Gehirn. Einige Zellen reagieren, wenn wir etwas Saures oder Süßes essen, andere bemerken, wenn wir etwas Salziges, Bitteres oder ein Lebensmittel, das umami schmeckt (ein reichhaltiger, fleischartiger Geschmack), im Mund haben. Neuere Forschung deutet darauf hin, dass es auch Geschmackszellen gibt, die auf den Geschmack von Fett reagieren.

Unsere Geschmacksknospen sind anfangs in unserem ganzen Mund verstreut, gegen Ende eines Lebens liegen sie bei den meisten dann auf verschiedenen Teilen der Zunge konzentriert. Ein Mythos, der sich immer noch hält, besagt, dass verschiedene Bereiche der Zunge für bestimmte Geschmacksrichtungen zuständig sind, dass also beispielsweise die Zungenspitze für das Schmecken von Süßem verantwortlich ist. Das stimmt jedoch nicht, denn jede Geschmackszelle kann jeden Geschmack wahrnehmen. Einige Geschmacksknospen besitzen wir auch abgesehen von den vielen auf der Zunge – unter anderem am Gaumen. Andere Tiere, zum Beispiel Fliegen, haben ihre Geschmackszellen am ganzen Körper verteilt. Wenn die Fliege auf einer Apfelspalte landet, kann sie die Süße des Apfelsaftes sofort mit ihren Füßen schmecken. Die Welsartigen, so heißt eine bestimmte Art von Fischen, besitzen über ihren Körper verteilt so viele Geschmackszellen, dass er fast wie eine schwimmende Zunge funktioniert. Mit ihrem beeindruckenden Geschmackssinn können sie sich bis zu kleinen Würmern vorschmecken, die sich im Sand vergraben verstecken.

Nach und nach rotten sich die Geschmacksknospen in kleinen Gruben an der Oberfläche der Zunge zusammen und filtern Moleküle aus dem Fruchtwasser, das du trinkst. Aber dein Geschmackssinn ist weit davon entfernt, fertig entwickelt zu sein. Du schmeckst zum Beispiel nicht, dass das Fruchtwasser eigentlich leicht salzig ist, denn die Fähigkeit zur Erkennung dieser Geschmacksrichtung wird dir erst ein paar Monate nach der Geburt geschenkt. Je älter wir werden, desto mehr nimmt die Zahl unserer Geschmacksknospen ab, deshalb ist der Geschmackssinn bei Kindern sehr viel empfindlicher als bei Erwachsenen.

Egal wie viele Geschmacksknospen du aber besitzt, ohne die Hilfe deiner Nase wirst du nie den vollen Geschmack einer leckeren Sache erleben – das wissen alle, die schon mal während einer Erkältung eine enttäuschend langweilige Mahlzeit heruntergewürgt haben. Wenn du ein Stück Schokolade isst und dir gleichzeitig die Nase zuhältst, nimmst du die Konsistenz, die Bitterkeit und den Zucker wahr, aber das Kakaoaroma selbst verschwindet, denn deine Nase kümmert sich um das Aroma. Im vierten Monat beherbergt deine winzige Nase tatsächlich schon Sinneszellen, beide Nasenlöcher sind aber mit einem Pfropfen aus Zellen zugestöpselt.

Etwa einen Monat später verschwinden diese Zellstöpsel, und du atmest Fruchtwasser ein, als wäre es Luft. Ein und aus, ein und aus. Dabei lagern sich Moleküle aus dem Fruchtwasser an Sinneszellen der Nase ab, und das Gehirn erhält viele neue Eindrücke. Denn Fruchtwasser ist viel mehr als nur Salz und Wasser: Du bist von einem Cocktail aus Stoffen deines eigenen Körpers und des Körpers deiner Mutter umgeben. Alles, was ins Blut deiner Mutter gelangt, landet schließlich in deinem flüssigen Zuhause – einschließlich Aromen aus dem Essen, das sie zu sich nimmt.

In den Vereinigten Staaten rochen mutige Versuchspersonen bei einer Studie an Fruchtwasserproben verschiedener schwangerer Frauen und konnten ganz leicht enttarnen, wer kurz vor den Tests Knoblauch gegessen hatte und wer nicht. Andere Versuche zeigten, dass Aromen wie Minze, Anis, Vanille und Karotte ebenso auf das Fruchtwasser übertragen werden. Ich persönlich muss wohl in einem Bad aus Schokopudding mit Schlagsahne geschwommen sein, denn laut meiner Mama war es das, was sie meine ganze Schwangerschaft lang essen wollte und tatsächlich auch aß. Mehrere Studien zeigen, dass wir uns an die Aromen erinnern können, die wir im Fruchtwasser mitbekommen. So fanden französische Forscher heraus, dass neugeborene Kinder den Geruch von Anis lieber mögen, wenn ihre Mutter in der Schwangerschaft gerne Pastillen mit Anisaroma gelutscht hat. In einer anderen Studie baten amerikanische Forscher eine Gruppe schwangere Frauen, in den letzten drei Monaten der Schwangerschaft viermal pro Woche ein Glas Karottensaft zu trinken. Eine andere Gruppe von Müttern wurde gebeten, komplett auf Karotten zu verzichten. Etwa einen Monat nach der Geburt sollten ihre Kinder Brei mit Karottengeschmack probieren, und siehe da: Mütter, die in der Gruppe der Karottensafttrinkerinnen waren, hatten Kinder, die den Brei viel lieber mochten.

Gehör und Gleichgewicht

Wenn dein Gehör funktionstüchtig wird, merkst du, dass es im Mutterleib alles andere als ruhig zugeht. Du hörst sogar das schlagende Herz deiner Mutter, ihr dröhnendes Blut und das Blubbern ihres Darmes. Bald schon hörst du auch vermehrt Geräusche von außerhalb ihres Bauches. Die meisten Föten beginnen zwischen Woche 20 und 24 auf Geräusche zu reagieren, also irgendwann im sechsten Monat. Durch den Ultraschall können die Forscher sehen, dass sich der Fötus bewegt, wenn vor dem Bauch Geräusche und Töne zu hören sind. Die Stimme der Mutter wird besonders deutlich wahrgenommen, weil sie sich in ihrem ganzen Körper ausbreitet. Auf Platz zwei der am besten hörbaren Geräusche stehen tiefe Töne. Das geschieht aus demselben Grund, weswegen du den Bass am stärksten raushörst, wenn dein Nachbar eine Party macht. Viele der Geräusche kommen durch Haut und Muskeln gedämpft und verzerrt bei dir an, außerdem sind deine Ohren komplett mit Fruchtwasser gefüllt, was bestimmt die Art beeinflusst, wie der Fötus Töne wahrnimmt. Konsonanten und andere Details gehen verloren, aber die Rhythmen und Melodien sind wahrscheinlich noch erkennbar. Und an jedem Tag, der vergeht, wird das Gehör ein bisschen besser.

Um zu hören, brauchst du das Schneckenhaus – einen spiralförmigen, flüssigkeitsgefüllten Knöchel, der im innersten Teil deines Ohres liegt. Tief im Schneckenhaus befinden sich haarige Sinneszellen, die bei allen Tönen tanzen, die du hörst. Geräusche und Töne erzeugen kleine Wellen in der Schneckenhausflüssigkeit, welche die Härchen auf den Sinneszellen zum Schwingen bringen. Außerdem werden durch die Bewegung der Härchen elektrische Signale an das Gehirn geschickt. In der Nähe des Schneckenhauses befinden sich auch noch drei Bogengänge, die dein Gleichgewichtsorgan bilden. Auch sie sind mit Flüssigkeit gefüllt, und wenn du deinen Kopf bewegst, entstehen auch dort Miniwellen, über die dein Gehirn sofort informiert wird. In Teamwork nehmen die drei Bogengänge wahr, wie du dich in den drei Dimensionen bewegst. Einer der Bogengänge merkt, wenn du in einer Pirouette herumwirbelst, ein anderer spürt, wenn du den Kopf nach unten beugst. Gäbe es diese andauernden Berichte an dein Gehirn nicht, könntest du dich unmöglich bewegen, ohne in etwas reinzulaufen oder umzufallen.

Die Forscher können messen, ob ein Fötus auf ein Geräusch oder eine Berührung reagiert, aber das sagt uns nichts darüber, ob der Fötus eine bestimmte sinnliche Wahrnehmung davon erfährt. Es braucht Zeit, bis sich die Nervenzellen im Gehirn auf die richtige Weise miteinander verbinden, so dass neue Eindrücke verarbeitet werden können. Das Gehirn wird durch Interaktion zwischen Genen und Umwelt geformt. Von chemischen Substanzen bis hin zu Erfahrungen beeinflusst sehr viel Verschiedenes diesen Prozess. Häufig miteinander kommunizierende Nervenzellen gehen stärkere Verbindungen miteinander ein als die, die nur selten Informationen übertragen. Deshalb müssen die Sinne trainiert werden – und du hörst von Ton zu Ton besser und klarer.

Hörprobleme treten häufiger bei Frühgeborenen auf,

und Forscher glauben, dass die Ursache dafür in der Überforderung des noch nicht vollständig entwickelten Gehirns liegen könnte. Anstatt des sanften Beginns mit gedämpften Tönen im Dunkeln wird das Kind mit hellem Licht und schrillem Piepsen von eigenartigen Geräten empfangen. Eine Harvard-Forschungsgruppe untersuchte, ob man diesem Effekt entgegenwirken könne, indem die Bedingungen der Gebärmutter im Krankenhaus nachgeahmt werden. Das Licht wurde gedämpft, und die Kinder hörten den Herzschlag und die Stimme der Mutter. Später zeigten Gehirnscans, dass die damit behandelten Kinder einen besser entwickelten Hörsinn als diejenigen hatten, die dem Lärm einer Neugeborenenstation ausgesetzt waren.

So wie wir uns an Aromen aus der Gebärmutter erinnern können, scheinen wir auch Erinnerungen an das dort Gehörte zu haben. Neugeborene weinen weniger und atmen ruhiger, wenn sie den Klang des mütterlichen Herzschlags hören. Außerdem entdeckten Forscher an der Universität von Belfast, dass neun Monate alte Föten das Titellied einer Fernsehserie wiedererkennen, die die Mutter regelmäßig sieht. Im Ultraschall sahen die Forscher nämlich, dass sich der Fötus schneller bewegte, wenn die Melodie ertönte. Nach der Geburt beobachteten sie, dass die Kinder ruhiger wurden und aufhörten zu weinen, wenn sie das bekannte Lied hörten. »I'll be there for you...«

Es scheint außerdem, als würden wir trainieren, die Stimme unserer Mutter zu erkennen, bevor wir geboren werden, denn wenn ein Fötus die Stimme seiner Mutter hört, schlägt sein Herz schneller. Anthony J. DeCasper und William P. Fifer statteten an der Universität von North Carolina eine Gruppe Neugeborener mit Kopfhörern und einem extra angefertigten Schnuller aus. Durch schnelles oder langsames Saugen konnten die Babys zwischen Audioaufnahmen ihrer eigenen Mutter oder einer anderen Frauenstimme wählen. Ganz klar zeigte sich die Stimme der Mutter als Favorit. Es gab nur eine Aufnahme, die sie noch lieber mochten, nämlich die Aufnahme, wo die mütterliche Stimme gedämpft und verzerrt worden war und dem glich, was die Kinder im Mutterleib gehört haben mussten.

Außerdem ließen die Forscher eine Gruppe von schwangeren Frauen in den letzten Wochen vor der Geburt aus einem bestimmten Kinderbuch vorlesen. Zweimal am Tag setzten sich die Mütter hin und lasen ihren Ungeborenen das beliebte amerikanische Kinderbuch *The Cat in the Hat* vor. Auch die Kinder dieser Gruppe bekamen einen Tag nach der Geburt den Schnuller in den Mund und den Kopfhörer aufgesetzt. Auch hier hatte jedes Kind die Wahl zwischen zwei Aufnahmen: Die erste war die Mutter, die *The Cat in the Hat* las, während die zweite die eigene Mutter ertönen ließ, die aber aus einem anderen Kinderbuch vorlas. Auch bei diesem

Experiment zeigte sich klar: Die Babys bevorzugten eindeutig das Buch, das sie gehört hatten, während sie noch im Bauch ihrer Mutter waren.

Nicht nur Menschen lernen es, Geräusche zu erkennen, bevor sie geboren werden. Wenn zum Beispiel die kleinen australischen Vogelweibchen der Gattung *Malurus Cyaneus* brüten, singen sie ihren Eiern regelmäßig etwas vor, und die Vogelkinder nutzen dieselbe Melodie später dafür, Hunger auszudrücken und nach Essen zu schreien. Es kann nämlich passieren, dass man der Vogelmutter falsche Eier unterjubelt, und sie will ihre wertvolle Nahrung natürlich nicht an unbekannte Adoptivkinder, die in ihrem Nest gelandet sind, verschwenden. Das Lied funktioniert also als Passwort. Nur ihre eigenen Kinder lernen das Lied von ihr, singen es selbst und ergattern so das Futter, das sie zum Überleben brauchen.

Sehsinn

Im sechsten oder siebten Monat reagierst du das erste Mal auf Licht, aber selbst, wenn dein Sehsinn funktionstüchtig ist, gibt es in der dunklen Gebärmutter nicht viel zu sehen. Durch Kleidung, Haut, Muskeln und Blut dringt nur ein schwaches, rötliches Licht, und trotzdem bemerkst du, wenn deine Mutter sich in die Sonne begibt. Im Ultraschall beobachteten Forscher, dass Föten ihr Gesicht abwenden, wenn man von außen auf den Bauch der Mutter leuchtet.

Die Bildung der Augen begann bereits in der vierten Woche, als das Gehirn noch aus kleinen Bläschen bestand und dein Körper noch stark an eine Larve erinnerte. Links und rechts an deiner vordersten Gehirnblase wuchs jeweils ein hohles Röhrchen, das eine kleine Tasche am Ende trug. Ein paar Tage später legten sich die Taschen an die Innenseite der Haut und formten sich zu kleinen Schalen. Das war der Anfang deiner aus speziellen Zellen bestehenden Netzhaut, die Nervensignale erzeugt, wenn Licht auf sie fällt. Bevor die Zellen deinem Gehirn jedoch vom Licht erzählen können, brauchten sie etwas Hilfe. Deshalb begannen sie sofort, Befehle und Nachrichten an ihre Nachbarn zu schicken. Einige Zellen fingen rasch an, die Linse zu bauen, die dafür verantwortlich ist, das Licht auf die Netzhaut hin zu fokussieren. Andere Zellen bauten ein schützendes Gewebe um die kleinen Schalen.

Eine der Botschaften, die die Zellen beim Aufbau des Auges verschicken, werden mithilfe des Gens *PAX6* hergestellt. Wenn das *PAX6*-Gen fehlerhaft ist, leidet man an der Aniridie-Krankheit, deren typische Eigenschaft ist, dass der farbige Teil des Auges, die Iris, fehlt. Die Augen eines Aniridiepatienten sind also weder blau oder grün noch braun – man sieht nur zwei große, dunkle Pupillen in der Mitte der Augen. Die Krankheit war schon seit mehr als 150 Jahren bekannt, als 1992 das Gen, das sie verursacht, entdeckt wurde. In den darauffolgenden Jahren fanden Biologen heraus, dass *PAX6* ein ziemlich ungewöhnliches Gen ist – und wieder einmal wurden sie von der Fruchtfliege überrascht.

Die Fruchtfliege ist mit ein paar seltsamen Augen ausgestattet, die Facettenaugen genannt werden. Wenn man genau hinsieht, bemerkt man, dass jedes große Auge aus vielen kleinen, roten Perlen besteht. Jede Perle ist eigentlich ein eigenes kleines Auge mit einer eigenen Linse und lichtempfindlichen Zellen. Die Fruchtfliege starrt in alle Richtungen gleichzeitig und setzt die Eindrücke von jedem kleinen Auge wie ein Mosaikbild zusammen. Um diese Augen bauen zu können, braucht sie ein Gen namens *eyeless*. Wie wir das schon gewohnt sind, ist das Gen nach dem Zustand benannt, der eintritt, wenn es nicht funktioniert: Dann entsteht nämlich eine augenlose ausgewachsene Fruchtfliege. Wenn das Gen funktioniert, können der Fliege jedoch überall Augen wachsen. Normalerweise nur am Kopf, logisch, aber mithilfe von etwas Gentechnik schafften es Wissenschaftler, das *eyeless*-Gen in Bereichen einzuschalten, wo es normalerweise ausgeschaltet ist. Sie aktivierten das Gen in dem Teil der Larve, der normalerweise Beine bildet, und schwupps, sahen sie eine Fliege mit roten Augen an allen sechs Beinen heranwachsen. Wenn das Gen in einem anderen Körperteil eingeschaltet wurde, ähnelte die Fruchtfliege einer kleinen Krabbe, deren Augen aus den Spitzen der Antennen hervorstanden. Die Forscher konnten also beliebig experimentieren und erhielten fantastische Ergebnisse.

Sobald die Forscher nämlich einmal die Reihenfolge der Buchstaben in einem Gen analysiert haben, können sie ihre Datenbanken auf alle bekannten Gene durchsuchen und nachsehen, ob das gesuchte Gen einem bereits identifizierten Gen ähnelt – genau das probierten sie mit dem *eyeless*-Gen. Als die Ergebnisse auf dem Bildschirm erschienen, trauten sie ihren Augen nicht, denn die Maschine zeigte einen Treffer für das menschliche Gen *PAX6* an. Schon früher hatten sie eine Variante von *PAX6* bei Mäusen gefunden, was jedoch wenig überraschend war, denn Mäuse sind Säugetiere wie wir Menschen, weshalb das Design der Augen sich stark ähnelt. Bei der Fruchtfliege war es aber schon ein Schock – war das wirklich möglich? Konnte das gleiche Gen, das bei Säugetieraugen zum Tragen kam, wirklich auch Fruchtfliegen ihre roten Perlaugen verschaffen?

Um der Sache nachzugehen, bastelten die Wissenschaftler ein wenig an den Genen der Fruchtfliege herum, schnitten sie auseinander und klebten sie wieder zusammen. Unter anderem versuchten sie, der Fruchtfliege die Mäusevariante von *PAX6* statt dem *eyeless*-Gen einzusetzen. Und die Fliegenzellen? Tja, die gehorchten den Mäusebefehlen genauso treu und stur wie ihren hauseigenen Fliegenkommandos. Genau wie *Hox*-Gene funktionieren auch *eyeless* und *PAX6* als Schalter. Hier muss ein Auge hin, entscheidet *PAX6*, woraufhin andere Gene die eigentliche Konstruktion übernehmen. Obwohl der Befehl von einer Maus geliehen wird, baut die Fruchtfliege die roten Augen nach dem allen Insekten gemeinsamen Muster. Sollte das Gen deinen Zellen Befehle erteilen, bauen sie daraufhin eben ein paar Menschenaugen.

Etwa zwei Monate nach der Befruchtung sind deine Augen zwar an Ort und Stelle, aber es ist noch lange hin, bis du sie benutzen kannst. Eine dünne Hautschicht wächst über deine Augen und hält sie noch fast ein halbes Jahr lang geschlossen. Außerdem sind die Nervenverbindungen deines Gehirns noch nicht bereit – zu diesem Zeitpunkt sind deine Augen wie zwei Kameras ohne Speicherkarten.

Um das Gesehene zu erleben, müssen wir den visuellen Eindruck in der Großhirnrinde verarbeiten. Jemand, dessen Großhirnrinde verletzt ist, ist praktisch blind, obwohl die Augen an sich einwandfrei funktionieren. Wenn man sie oder ihn aber bittet, nach einem Gegenstand zu greifen, bewegt sich die Hand sehr wahrscheinlich trotzdem in die richtige Richtung. Obwohl man glauben würde, dass die Bewegung nur geraten ist, wird sie viel treffsicherer sein, als es mit reinem Glück möglich ist.

Der Grund dafür ist, dass wir ein eigenes visuelles Zentrum tief im Gehirn besitzen – ein Andenken an unsere amphibischen Vorfahren. So, wie ein Frosch seine Zunge einem Insekt entgegenstrecken kann, kann ein blinder Mensch nach einem Gegenstand greifen, ohne zu wissen, wohin er oder sie greift.

Obwohl deine Augen lange geschlossen bleiben, müssen die Zellen auf der Netzhaut sich nicht langweilen. Jeder ist schließlich seines eigenen Glückes Schmied. Forscher schafften es, die Aktivität der Nervenzellen in der Netzhaut verschiedener Säugetiere zu messen, und beobachteten, dass, lange bevor der Sehsinn ausgeprägt ist, bereits spontan Signale an das Gehirn gesendet werden. Im Verborgenen prägen die Zellen also gefälschte optische Eindrücke hinter ihren zugewachsenen Augenlidern. Gut koordinierte Wellen elektrischer Aktivität breiten sich regelmäßig über der Netzhaut aus, so dass nebeneinanderliegende Zellen gleichzeitig Signale ans Gehirn senden. Das hilft den Nervenzellen dabei, sich auf die richtige Art und Weise miteinander zu verbinden.

Trotz seiner frühreifen Entwicklung ist das Sehen der Sinn, der bei der Geburt tatsächlich am schlechtesten entwickelt ist. Am Anfang bist du so kurzsichtig, dass du nichts scharf sehen kannst, das weiter als zehn Zentimeter entfernt liegt. Mit der Zeit wird dein Sehsinn allmählich besser, aber es dauert noch viele Jahre, bis er komplett entwickelt ist.

Eine haarige Vergangenheit

Deine Eltern sehen es im Ultraschall nicht, aber mit deinem Körper ist im fünften Monat etwas Eigenartiges passiert: Dir ist ein Fell gewachsen. Kleine, weiße Flaumhärchen, die man auch Wollhaar oder Lanugohaar nennt, liegen in einem Wirbelmuster auf deiner Haut. Diese Haare werden dir vor deiner Geburt noch ausfallen, aber bis dahin sind sie ganz schön praktisch für dich. Dein Wollhaar hält nämlich eine weiße, fettige Substanz an Ort und Stelle, die von deiner Haut ausgeschieden wird. Diese Substanz heißt Vernix Caseosa, aber die meisten sagen Käseschmiere dazu, und sie funktioniert ein bisschen wie eine Feuchtigkeitscreme. Sie schützt die empfindliche Haut gegen Reibung oder Rissbildung, vermutlich hilft die fettige Substanz auch, dass du bei deiner Geburt etwas geschmeidiger rutschst.

Es ist im Grunde wirklich unverständlich, dass wir Menschen kein richtiges Fell besitzen, denn alle unsere Artgenossen in der Affenwelt haben eines, und es schützt vortrefflich gegen Kälte und UV-Strahlen von der Sonne. Wir hingegen müssen mit kurzen, fast unsichtbaren Haaren auskommen, zumindest am Großteil unseres Körpers. Im Sommer kriegen wir Sonnenbrände, und im Winter frieren wir manchmal ganz schön – wozu ist diese nackte Haut denn eigentlich gut? Biologen haben sich dazu bereits mehrere mögliche Gründe ausgedacht. Eine Erklärung dafür, dass unsere Vorfahren ihr Fell verloren haben, könnte darin liegen, dass sie sich an die warme Umgebung in der afrikanischen Savanne anpassen mussten. Beim Verlassen der schattigen Wälder wurde es wichtig, sich in der brennenden Sonne abkühlen zu können, und die Lösung lag darin, zu Experten im Schwitzen zu werden. Das Prinzip ist genauso einfach wie genial: Wir haben wirklich ungewöhnlich viele Schweißdrüsen auf der ganzen Haut verteilt. Wenn Schweiß aus der Haut austritt, verdunstet er und zieht Wärme aus dem Körper. Während andere Tiere schnaufen, hecheln und stöhnen, wenn ihnen warm wird, können Menschen sehr lange Strecken laufen, ohne dass ihr Körper überhitzt. Wir sind wie für einen Marathonlauf geschaffen, und genau davon hätten wir riesig profitieren können, wären wir immer noch Jäger in der Savanne. Wir hätten nur weiterlaufen müssen, bis die Beute dem Hitzeschlag nahe gewesen wäre – Schweiß und Geduld war alles, was man brauchte, um zu überleben.

Auf den nackten Menschen wartete jedoch eine neue Bedrohung: UV-Strahlen durch Sonnenlicht. Als Anpassung für dieses Problem galten schützende Pigmente, die die Haut dunkler machten. Erst als große Menschengruppen von Afrika in die nördlichen Regionen Europas und Asiens zogen, traten hellere Hauttypen auf. Helle Haut bekommt schneller einen Sonnenbrand, nutzt dafür aber das Sonnenlicht effizienter für die Herstellung von Vitamin D.

Der Kühlungseffekt ist nicht die einzige Erklärung für die Nacktwerdung des Menschen. Einige Biologen nehmen an, dass das Fell abgelegt wurde, um auch alles loszuwerden, was sich darin versteckte. Ein haariger Körper ist natürlich das idealste Zuhause für Zecken, Läuse und andere unangenehme Gäste, die gefährliche Viren und Bakterien herum- und übertragen. Für soziale Tiere ist das Infektionsrisiko groß, sie wohnen ja auch dicht aneinander. Als wir uns selbst beibrachten, Feuer zu machen, Behausungen zu bauen und Kleidung herzustellen, brauchten wir das Fell nicht mehr, um uns nachts warm zu halten, so dass die Vorteile der Nacktheit gegenüber den Nachteilen überwogen und man die Körperbehaarung loswerden musste. Außerdem sind in der Evolution nicht diejenigen die Gewinner, die überleben, sondern diejenigen, die *überleben und Kinder kriegen*. Wenn einen niemand anziehend findet, kann man gut und gerne hundert Jahre alt werden, hat aber biologisch gesehen herzlich wenig davon. Die fellfreie Haut wurde also vielleicht dadurch begünstigt, dass sie vielversprechende Signale eines gesunden, parasitenfreien Körpers aussandte. Klar kommt das gut an auf dem Partnermarkt. Dass wir das Fell ausgerechnet um die Geschlechtsteile nicht verloren haben, kommt daher, dass sich Duftstoffe durch Schambehaarung länger halten und die sexuelle Anziehung zwischen Menschen steigern.

Ein Andenken haben dir deine behaarten Vorfahren allerdings in die Wiege gelegt: die Gänsehaut. Wenn du frierst, ziehen sich die Muskeln um deine Haarwurzeln automatisch zusammen, so dass die Haare zu Berge stehen, was nützlich für Tiere mit dichtem Fell ist, da sich so eine schützende, wärmende Schicht um den Körper herum bildet. Außerdem lassen die aufgestellten Haare ein Lebewesen größer und bedrohlicher aussehen, wenn es sich fürchtet. Uns modernen Menschen hingegen bringt dieser Reflex wieder mal nichts, denn fein genoppte Haut wärmt uns nicht großartig und wird wohl auch keinen Bären in die Flucht schlagen.

DER SECHSTE MONAT
Woche 21

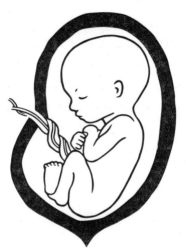

27 cm
Ungefähr so groß
wie eine Papaya

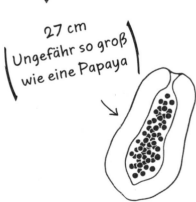

Von Wasser zu Luft

Zu Beginn des sechsten Monats siehst du schon wie ein neugeborenes Baby aus, nur kleiner und zerbrechlicher. Deine Blutgefäße scheinen immer noch durch deine dünne Haut, obwohl sich inzwischen eine Fettschicht um deinen mageren Körper gelegt hat. In den nächsten Wochen wird sich deine faltige Haut glätten und weniger durchsichtig werden.

Würdest du jetzt zur Welt kommen, könntest du mithilfe medizinischer Unterstützung bereits überleben, denn es ist möglich, Föten ab der 20. Woche nach der Befruchtung (also ab der 22. Schwangerschaftswoche) in ihrer Entwicklung aufzugangen. Die Chancen, eine so frühe Frühgeburt zu überleben, sind aber leider trotzdem recht gering, nur wenige schaffen es, und viele von ihnen leiden unter lebensbedrohlichen Folgeschäden. Im Vergleich dazu überleben etwa 90 Prozent der Kinder, die fünf Wochen später geboren werden. Die größte Gefahr für das Überleben eines Frühchens besteht, wenn seine Lungen noch nicht fertig entwickelt sind.

Die Lungenbildung begann bereits etwa einen Monat nach der Empfängnis. Im kleinen Larvenkörper wuchs eine Miniknospe am oberen Ende des Darmröhrchens hervor. Fischen wächst eine ganz ähnliche Knospe, auch wenn die meisten von ihnen dann nie Lungen bekommen. Stattdessen wird die Knospe zu einer mit Luft gefüllten Schwimmblase, die dem Fisch später dabei hilft, zu sinken oder zu schweben, ohne seine Muskelkraft einzusetzen. Einige Fische, die passenderweise sogar Lungenfische genannt werden, bilden statt der Schwimmblase einfache Lungen. Wenn der Sumpf, in dem sie leben, eintrocknen sollte, graben sie sich in einen matschigen Erdkokon ein und atmen ruhig, bis die Regenzeit einsetzt.

In deinem Fall ist die kleine Knospe der Anfang eines ausgeklügelten Organs, dessen Entwicklung viele Monate lang brauchen wird. Als Erstes formt sich die Knospe zur Luftröhre, danach teilt sie sich in zwei kleinere Röhrchen, die zu deinem rechten und linken Lungenflügel werden. Nach und nach sprießen neue Lungenröhrchen wie Zweige eines wachsenden Baumes. Die kleinsten Zweiglein enden in kleinen Bläschen, die unter dem Mikroskop betrachtet winzigen Weintrauben ähneln. Sie werden Alveolen genannt und kümmern sich darum, dass der Gasaustausch zwischen deinen Lungen und deinem Blut beim Atmen möglichst effektiv ist. Wenn du einatmest, strömt die Luft in die Lungenzweige und breitet sich bis in die kleinen Bläschen aus, während dein Herz das sauerstoffarme Blut in deine Lunge pumpt. Mehrere Blutgefäße verlaufen rund um die verzweigten Lungenäste und wickeln sich wie Wollknäuel um die Bläschen. Da diese Bläschen nur sehr dünne Wände besitzen, kann die Luft direkt weiter ins Blut strömen, wo sich die Sauerstoffmoleküle an das Protein Hämoglobin heften, welches sich sofort von einer dunklen, fast schwarzen Farbe in ein Feuerrot verändert. Gleichzeitig fließt Kohlendioxid zurück in die Lungenbläschen, und du atmest aus. Das sauerstoffreiche Blut fließt nun auf die linke Seite des Herzens. Eine feste Muskelwand trennt die beiden Herzkammern nämlich voneinander, so dass das Blut nicht in einer Endlosschleife durch die Lungen gepumpt wird, sondern vollgestopft mit frischem Sauerstoff seine Reise durch den Körper antritt.

Babamm, babamm. Einatmen, ausatmen, von der Geburt bis zum Tod. In der Gebärmutter nimmt dein Blut sowieso eine ganz andere Route. Da fließt es durch die Nabelschnur in den Mutterkuchen, um Sauerstoff abzuholen. Sobald sich das Blut mit diesem angereichert hat, macht es sich auf den Weg zurück in deinen Körper, genauer gesagt in deine rechte Herzkammer. Von hier aus müsste das Blut eigentlich weiter in die Lungen ziehen, aber dort gibt es nichts zu holen, sie sind momentan schließlich nur wassergefüllte Säckchen. Stattdessen nimmt das Blut also eine Abkürzung. Ein kleines Loch lässt es direkt auf die linke Seite deines Herzens fließen.

Bei deinem ersten eigenen Atemzug legt sich dann

eine Klappe über das Loch zwischen den Herzkammern und verschließt die Verbindung ein für alle Mal. Sogleich findet das Blut seine neue Route zu den Lungen, der es dann den Rest deines Lebens folgen wird. Wenn dieser Schließvorgang nicht so läuft, wie er soll, behältst du das kleine Loch in deinem Herzen nach der Geburt und lebst mit einem der häufigsten angeborenen Herzfehler, der sich aber nach einiger Zeit meist auswächst, da das Loch sich von selbst verschließt. Wenn das Loch nicht wieder zuwächst, strömt bei jedem Herzschlag eine kleine Menge Blut von der linken in die rechte Herzkammer. Dieses Blut muss in einer Extrarunde durch die Lungen gepumpt werden, was dem Herzen unnötig zusätzliche Arbeit verschafft. Herzchirurgen können große Löcher sogar operativ verschließen, damit das Herz nicht überbelastet wird.

Apropos Loch im Herzen – eine schöne Fruchtfliegengeschichte habe ich noch in petto.

Unglaublich, aber wahr: In diesem winzigen Fliegenkörper verbirgt sich tatsächlich ein einfach gebautes, rohrförmiges Herz. Blut und Venen findet man nicht, die kleine Röhre pulsiert aber und wirbelt die Flüssigkeit auf, welche die Insektenorgane umschließt. In den 1980er Jahren suchte der Forscher Rolf Bodmer nach Genen, die für die Entwicklung des Nervensystems der Fruchtfliege verantwortlich sein könnten, und stolperte dabei versehentlich über ein Gen, von dem sich herausstellte, dass es eine entscheidende Rolle bei der Entwicklung dieses Röhrchenherzens spielt. War das Gen defekt, wurden die Fruchtfliegen im wahrsten Sinne des Wortes zu herzlosen Geschöpfen. Bodmer entschied sich daher, das Gen *Tinman* zu nennen, in Anlehnung an einen der Charaktere in *Der Zauberer von Oz*, dem es an Herz(-lichkeit) fehlt (auf Deutsch nennt man die holzfällende Musicalfigur *Zinnmann*).

Ein paar Jahre später studierte eine andere Forschungsgruppe die Gene einiger Patienten, die aufgrund des angeborenen Lochs am Herzen operiert worden waren. Dabei entdeckten sie, dass alle von ihnen am gleichen Ort des Gens Nummer fünf eine Mutation aufwiesen. Hatten sie einen ähnlichen DNA-Code nicht schon vorher einmal gesehen? Aber klar, sie erinnerten sich daran, dass auch der Mensch eine Variante des Tinman-Gens in sich trägt (die leider unter dem viel langweiligeren Namen Nkx2.5 bekannt ist). Menschen und Fruchtfliegen benutzen also jeweils ihre eigene Version des gleichen Gens, um vollständig unterschiedliche Herzen zu produzieren. Wieder einmal behielt die Evolution eine uralte Erfindung bei – und liefert den modernen Herzforschern damit durch die Küchenplagegeister wertvolle Erkenntnisse.

Hat man die Lungen als Lieblingsforschungsobjekt, werden Fruchtfliegen einen leider im Stich lassen, denn ähnlich wie bei anderen Insekten kommen sie ganz anders an Sauerstoff als wir. Wenn man sich ein Insekt unter der Lupe ansieht, sieht man viele kleine Lüftungsklappen entlang des Körpers, die geöffnet werden können, um Luft einzusaugen. Hinter den Lüftungsschlitzen verläuft ein Netzwerk kleiner Röhrchen, durch die sich die Luft ausbreiten kann. Es handelt sich dabei um eine einfache Anordnung, die über kurze Distanzen hervorragend funktioniert, für so große Organismen wie uns Menschen aber völlig unbrauchbar ist. Mit diesem System wäre nämlich schlichtweg nie genug Sauerstoff für unsere inneren Zellen im Körper unterwegs. Insekten bleiben daher lieber schön winzig – auf jeden Fall heutzutage. Vor etwa 300 Millionen Jahren existierten jedoch Libellen, die die Größe von Möwen erreichten. Wie das möglich war? Ganz einfach: Die Luft war zu dieser Zeit viel reicher an Sauerstoff. Du kannst also getrost erleichtert aufatmen – beim heutigen Sauerstoffgehalt der Luft werden die Monster-Insekten wohl kaum zurückkehren.

Vom Moment, an dem unsere Nabelschnur durchgeschnitten wird, sind wir Menschen voll und ganz abhängig von einem gut funktionierenden Paar Lungen. Etwa zwei Monate nach der Befruchtung hast du bereits geübt, indem du mit deinen unfertigen Lungen Fruchtwasser ein- und ausgeatmet hast. Dein Brustkorb hob und senkte sich rhythmisch, als würdest du da drinnen wirklich Luft einatmen. Im sechsten Monat wachsen deine Lungenröhrchen sich schon zu mächtigen, verzweigten Bäumen aus, und deine Zellen arbeiten hart, um immer mehr und mehr Alveolen, also diese kleinen, auf der Lunge sitzenden Bläschen, zu bilden. Jede neue Alveole vergrößert die Oberfläche der Lungen und erhöht somit die Sauerstoffaufnahme. Noch bis du ungefähr acht Jahre alt bist, wirst du weiterhin neue Lungenbläschen herstellen, bis du schließlich etwa dreihundert Millionen von ihnen auf deiner Lunge tragen wirst.

In den letzten Monaten übernehmen die Lungen auch eine andere lebenswichtige Aufgabe – sie beginnen mit der Produktion des Stoffes *Surfactant*, der dafür sorgt, dass deine Lunge beim Ausatmen nicht in sich zusammenfällt. Ohne genügend Surfactant könnte man leicht einen Lungenkollaps erleiden. Als Forscher in den 1980er Jahren herausfanden, wie man Surfactant künstlich im Labor herstellt, stiegen die Überlebensraten bei Frühgeborenen drastisch. Glücklicherweise können Ärzte seitdem künstliches Surfactant direkt in die Lungen von Frühgeborenen verabreichen.

Außerdem können Frühchen sich in einem Brutkasten, einem mit Plexiglas verschlossenen Spezialbett, auch nach der Geburt geschützt entwickeln, denn es ist möglich, die Temperatur, Feuchtigkeit und den Sauerstoffgehalt des Brutkastens zu regeln. Bei Bedarf schließen Ärzte ein Beatmungsgerät an, das Luft direkt in die

Lungen bläst. Mit der modernen medizinischen Technologie ist es also möglich, Kinder zu retten, die früher zum Tode verurteilt gewesen wären. Wäre es also auch denkbar, eine Schwangerschaft außerhalb der Gebärmutter möglich zu machen? 2016 gelang es zwei Forschergruppen erstmals, menschliche Embryonen länger als eine Woche lang im Labor heranwachsen zu lassen. Sie konnten beobachten, wie sich die Zellblase in die Petrischale einnistete und sich entwickelte, bis sie zwei Wochen alt war. Wissenschaftlich gesehen hätte dieses Leben noch länger bestehen und wachsen können, an diesem Punkt wurde das Experiment aber aus ethischen und rechtlichen Gründen abgebrochen.

Am Kinderkrankenhaus in Philadelphia testeten Forscher vor Kurzem eine künstliche Gebärmutter an frühgeborenen Lämmern. Das Testsystem besteht aus einem transparenten Plastikbeutel, der mit künstlichem Fruchtwasser gefüllt ist, und einer an die Nabelschnur angeschlossenen Maschine, die Sauerstoff und Nahrung liefert. Im Inneren des Plastikbeutels kann das Lamm Fruchtwasser schlucken und einatmen, damit sich die Lungen normal entwickeln können. Forscher hoffen, die Technologie in Zukunft am Menschen anwenden zu können, betonen aber immer, dass diese Therapie ganz klar nur dazu gedacht ist, den schwierigen Übergang vom Wasser in die Luft zu erleichtern. Die einfache Salzlösung und der maschinell betriebene Mutterkuchen können die komplexe

Umgebung eines menschlichen Körpers in keinster Weise ersetzen.

Nicht nur die Lungen brauchen etwas mehr Zeit in der Gebärmutter, denn auch für die Entwicklung des Gehirns sind die letzten Schwangerschaftsmonate ausschlaggebend. Während des siebten Monats erreicht das Gehirn einen Meilenstein. Die elektrische Aktivität im Inneren des Gehirns kann inzwischen in synchronisierten, regelmäßigen Wellen gemessen werden, wo vorher nur ein unregelmäßiges Aufflackern der Gehirnaktivität erkennbar war. Durch die Messung dieser Gehirnwellen beobachteten Wissenschaftler, dass der Fötus in der Gebärmutter die meiste Zeit über schläft. Die geringe Sauerstoffkonzentration in Kombination mit den betäubenden Stoffen aus dem Mutterkuchen verursacht, dass der Fötus weniger als zehn Prozent des Tages wach ist. In den Schlafphasen wechseln sich ruhige und aktive Zeitfenster ab, so bewegen sich die Augen hinter den geschlossenen Augenlidern schnell von einer Seite zur anderen, wenn eine aktive Phase angesagt ist (die auch Rapid-Eye-Movement, kurz REM-Schlaf, genannt wird). Gleichzeitig wirkt es jedoch, als erwache das Gehirn im schlafenden Körper für einen Augenblick, und die großen, ruhigen Gehirnwellen verwandeln sich in kurze, schnelle Wellen, die denen eines wachen Menschen ähneln.

REM-Schlaf findet sich bei den meisten Säugetieren

und Vögeln, die Forschung ist sich aber immer noch nicht einig, wozu diese geheimnisvolle Schlafphase wirklich dient. Erwachsene Menschen erleben in jeder Nacht mehrere REM-Schlafperioden und träumen in diesen auch meistens mehr. Es scheint, als könnten auch Ratten träumen – zum Beispiel vom schnellsten Weg zur nächsten leckeren Nascherei. Forscher am Massachusetts Institute of Technology in den USA konnten die Hirnaktivität bei Ratten messen, die auf der Suche nach Schokolade durch einen Parcours rannten. Danach untersuchten sie die Ratten noch einmal im Schlaf und beobachteten, dass in beiden Situationen dieselben Hirnareale aktiv waren und es von Signalen nur so wimmelte. Da gibt es auch noch die Zebrafinken... sie träumen vom Singen, behaupten Forscher der Uni in Chicago. Wenn diese speziellen Vögel eine Melodie zum Besten geben, flackern für jeden Ton bestimmte Nervenzellen auf. Als die Forscher die Vögel im Schlaf beobachteten, fanden sie heraus, dass dieselben Nervenzellen aufs Neue tätig waren – als ob der Vogel das Lied in seinen Träumen geübt hätte.

Ob auch der Fötus im Mutterbauch träumt, wagt niemand mit Sicherheit zu behaupten. Wir wissen jedoch ganz sicher, dass Föten und Kleinkinder viel mehr Zeit im REM-Schlaf verbringen als Erwachsene. Während die REM-Phasen mehr als die Hälfte des fetalen Schlafes ausmachen, besteht die Ruhephase des Erwachsenen zu weniger als einem Viertel aus REM-Schlaf. Neuere Untersuchungen an Mäusen haben außerdem gezeigt, dass während des REM-Schlafs so etwas wie ein Reinigungsprogramm durch das Gehirn fegt, das unnötige Verbindungen zwischen Nervenzellen ausmistet und löscht. Diese Ergebnisse zeigen uns, dass speziell der REM-Schlaf wichtig für die Entwicklung des Gehirns ist. Und vielleicht räumt der REM-Schlaf auch die Gehirne von erwachsenen Menschen auf, während sie träumen? Unser Gehirn ist schließlich nie fertig entwickelt, es verändert sich, solange wir lernen, uns erinnern und leben.

Ob du nun wach bist oder schläfst – dein Körper bereitet sich auf sein Leben außerhalb der Gebärmutter vor. Ab dem siebten Monat verändert sich dein Aussehen nicht mehr großartig, du wirst nur mehr größer und dicker. An deinen Armen und Beinen entstehen kleine Fettpölsterchen und Hautfalten, und in den letzten Wochen nimmst du durchschnittlich 14 Gramm pro Tag an Gewicht zu.

Föten legen sich sowohl normales als auch sogenanntes braunes Fettgewebe zu. Die Zellen im braunen Fettgewebe sind Experten dafür, Wärme zu produzieren, und sind richtig praktisch für die kalte Welt außerhalb der Gebärmutter. Erwachsene sind später mal viel besser gerüstet, um mit Kälte fertigzuwerden, als neugeborene Babys, da die Großen mehr Muskelmasse besitzen, beim Frieren besser zittern und sich aufwärmen und selbstständig von einem kalten an einen warmen Ort gehen können. Kein Wunder also, dass wir das braune Fett nach und nach abbauen, wenn wir älter werden. Im Vergleich dazu produzieren Bären jeden Sommer große Mengen an braunem Fettgewebe, damit sie es später einsetzen können, um Wärmeenergie zu speichern und in ihrem langen Winterschlaf während der kalten Jahreszeit nicht zu frieren.

In den letzten Wochen vor der Geburt beginnt es im Mutterleib schon langsam eng zu werden. Die Zeit, in der du dich im Fruchtwasser austoben und Purzelbäume schlagen konntest, ist jetzt vorbei. Gegen Ende der Schwangerschaft liegst du in einer Position, die nicht zu Unrecht Embryonalstellung genannt wird, denn du ziehst deine Beine wirklich an deine Brust, um Platz zu sparen. Es gibt gerade genug Beinfreiheit, um fest gegen die Bauchdecke und die Rippen deiner Mama zu treten. Wenn du dich so hingelegt hast, wie es die meisten Föten tun, presst dein Kopf schön langsam gegen den Geburtskanal.

Und dann passiert es.

DIE GEBURT

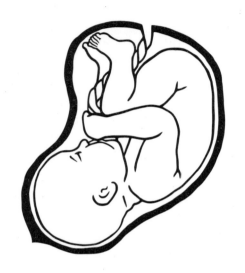

36 cm
oder etwa ½ Meter –
die Beine mitgerechnet,
ungefähr so groß
wie ein Neugeborenes

Das Ende – oder der Anfang

Das Ende

Eine Kängurugeburt geschieht fast unmerklich. Schon einen Monat nach der Befruchtung passiert es, ganz ruhig: Ein wurmähnliches Wesen der Größe einer Bohne kriecht zwischen den Schenkeln seiner Mutter hervor. Seine Haut ist glatt, und transparent, rote Blutgefäße leuchten durch den winzigen Körper hindurch. Ihm sind noch keine Hinterbeine gewachsen, aber das Neugeborene klammert sich mit seinen Vorderbeinen an das dicke Fell seiner Mutter und schiebt sich nach oben. Die Mutter beugt sich runter, leckt sein Fell und bereitet einen Weg für das Kind vor. Langsam nähert sich das kleine Lebewesen dem Beutel der Mutter, in welchem es die nächsten neun Monate verbringen wird. Mit direktem Zugang zur Muttermilch kann es dort in seinem eigenen sicheren Raum wachsen und sich weiterentwickeln, bis es eines Tages – bereit, die Welt zu erkunden – heraushüpft. Droht aber eine Gefahr, dauert es nicht lange, bis es wieder in Mamas Beutel krabbelt.

Die Fleckenhyäne hat es da schon weitaus schlechter

getroffen. Die Mutter muss ihre Babys durch ein penisartiges Rohr hinausdrücken, das kaum groß genug für die ziemlich riesigen Kinder ist. Oft birst die Röhre während der Geburt, so dass die Sterberate für erstgebärende Fleckenhyänen einem Tränen in die Augen treiben kann. Man müsste fast davon ausgehen, dass Fleckenhyänen deshalb von allein aussterben könnten, sie kriegen es aber trotzdem irgendwie gut hin. Ihre Welpen hatten zumindest genug Zeit, um in der Gebärmutter stark heranzuwachsen, reif, gesund und bereit zu werden für die brutale Realität, die sie draußen erwartet. So sind sie kurz nach der Geburt schon imstande, mithilfe ihrer kräftigen Kiefer und ihrer beeindruckend starken Zähne zu töten.

Das kann man von einem neugeborenen Menschen wohl nicht gerade behaupten. Wenn du zur Welt kommst, bist du ungefähr genauso hilflos wie ein Kängurujunges. Wir kommen mit den wohl schlechtesten motorischen Fähigkeiten zur Welt, die es in der Natur gibt. Während die meisten Tiere sich kurz nach der Geburt ohne Hilfe fortbewegen können, wirst du es gerade mal fertigbringen, Milch zu trinken, zu schlafen und zu schreien – trotzdem entwickelst du dabei ein rekordverdächtig großes Gehirn. Gäbe es deinen immer noch beweglichen Schädelknochen nicht, hätte das riesige Gehirn, das darin heranwächst, gar nicht genug Platz. Es brachte eigentlich recht wenig, dass unsere Vorfahren vor fünf bis sieben Millionen Jahren begannen, auf zwei

Beinen zu gehen, außer dass diese Bewegungsart unser Skelett in seiner heutigen Form prägte. Wenn man einen Schimpansen mit einem Menschen vergleicht, entdeckt man sofort große Unterschiede bei den Knochen, die die Beine mit dem Rücken verbinden – also beim Becken. Unser Becken ist kürzer, breiter und schalenförmiger als das eines Schimpansen. Dieses Design unterstützt unsere Wirbelsäule und sorgt dafür, dass wir uns schnell und effizient auf zwei Beinen bewegen können. Darüber hinaus stellt es sicher, dass wir es schaffen, das Gewicht all unserer inneren Organe und zusätzlich einen heranwachsenden Fötus zu tragen, sollte es dazu kommen. Das gilt jedoch nicht für Schimpansen, die das Gewicht ihrer Organe mit ihren Bauchmuskeln tragen, fast wie in einer Hängematte. So ist das Gewicht gleichmäßig auf eine große Fläche verteilt, anstatt geballt an einem Punkt zu hängen, wie es beim Menschen ist. Wir tragen mehr als die Hälfte unseres Körpergewichtes mit den Muskeln und Knochen unseres Beckens. Wäre der Abstand zwischen den Knochen wiederum zu groß, liefen wir Gefahr, dass unsere Organe herausfielen.

Wie bei den meisten Säugetieren werden wir Menschen durch das Becken geboren. Obwohl der Gebärmutterhals und die Scheide flexibel sind und sich stark ausdehnen können, geben die Knochen klare Grenzen vor, wie weit der Geburtskanal tatsächlich werden kann. Mehrere Affenarten haben das gleiche Problem – sie haben so große Köpfe, dass sie mit Ach und Krach durch die Beckenöffnung passen, so dass Geburtskomplikationen bei diesen Arten nicht ungewöhnlich sind.

Dass das Becken des Menschen an unseren zweibeinigen Gang angepasst ist, macht alles noch um einiges komplizierter. Da die Beckenöffnung vorne größer als hinten ist, musst du deinen Körper nämlich während der Geburt drehen, so dass dein Rücken nach oben zum Bauch deiner Mutter zeigt. Ein großer Vorteil dabei ist, dass es Väter, Hebammen und andere medizinische Fachkräfte gibt, die uns während der Geburt unterstützen. Bei Affen ist es normalerweise so, dass die Mutter ihre Kinder allein zur Welt bringt, aber auch hier bestätigen einige interessante Ausnahmen die Regel. Im üppigen Regenwald in Mittel- und Südamerika gibt es zum Beispiel eine Gattung, bei der die Väter das Junge kurz nach der Geburt festhalten und sauber lecken. Bei einer anderen Art wurden erfahrene Affenmütter beobachtet, die Erstgebärenden halfen und die Kinder mit ihren Händen aus dem Mutterleib zogen, genau wie es bei uns traditionell Hebammen tun.

Ein Vorteil, den Affen haben, ist, dass das Kind oft während seiner eigenen Geburt mithilft, indem es sich mit seinen Armen selbst herauszieht. Sobald das kleine Äffchen die Chance dazu hat, packt es das Fell seiner Mutter und klettert nach oben, ihren Brüsten entgegen. Dazu sind wir Menschen leider nicht in der Lage, denn unsere Motorik (und unser Fell) ist dafür viel zu schlecht ausgeprägt. Na ja, als mein Vater diesen Absatz las, erzählte er mir, dass ich selbst anscheinend ziemlich aktiv gewesen sein soll bei meiner eigenen Geburt. Sofort nachdem mein Kopf draußen war, soll ich die Ellbogen rausgestreckt und mich weitergeschoben haben. Offensichtlich hatte ich es ganz schön eilig, raus in die Welt zu kommen.

So oder so hätte sich die Evolution schon vor langer Zeit etwas anderes überlegen können für menschliche Geburten. Hilflose Lebewesen durch einen viel zu schmalen Kanal zu pressen scheint nicht die klügste Überlebensstrategie zu sein, oder? Bei den meisten Säugetieren ist das Gehirnwachstum etwa bis zur Hälfte fortgeschritten, wenn sie zur Welt kommen. Wir Menschen schaffen dagegen nur ein Drittel der vollen Größe bis zu unserer Geburt; nach der Geburt wächst das Gehirn dann aber extrem schnell, fast wie ein fötales Gehirn, nur eben außerhalb der Gebärmutter. In den ersten Monaten stellt dein Gehirn riesige Mengen neuer Verbindungen her und verdoppelt seine Größe innerhalb von nur einem einzigen Jahr. Vielleicht sind wir deshalb so hilflos – unser Gehirn ist schlichtweg nicht entwickelt genug, wenn wir geboren werden. Diese langsame Entwicklung kann jedoch auch zu einem sehr großen Vorteil werden: Sie macht uns anpassungsfähig und lernbereit. Außerhalb der Gebärmutter können wir unser Gehirn an die Umgebung und unsere Erfahrungen anpassen.

Egal wie hilflos du immer noch bist – irgendwann musst du ganz einfach rauskommen. Wenn dein Kopf noch größer wird, wäre es ein Ding der Unmöglichkeit, ihn durch den engen Kanal zu quetschen. Außerdem benötigen dein immer noch wachsender Körper und dein Gehirn gegen Ende der Schwangerschaft mehr Energie, und deine Mutter kämpft ohnehin schon damit, dir genug davon abgeben zu können. Das Gehirn ist ein sehr forderndes Organ und so hungrig, dass es ungefähr ein Fünftel der ganzen Energie verbraucht, die du zu dir nimmst. Isst du fünf Löffel Brei, kannst du den letzten Löffel also getrost im Namen deines Gehirns verschlingen. Außerdem lässt die Sauerstoffversorgung in der Gebärmutter inzwischen stark zu wünschen übrig – draußen ist sie ganze fünf Mal besser. Wenn dein Gehirn sein Wachstum also fortsetzen soll, müssen deine Lungen bald anfangen, sich mit frischer Luft von draußen zu füllen.

Du musst raus, du musst atmen.

Jetzt.

Der Anfang

Wer hat deinen Geburtstag ausgesucht? Warst du das, oder wurdest du von deiner Mama rausgeworfen? Die Antwort lautet wohl: beides. Die Wissenschaft sucht schon lange und eifrig nach den Signalen, die die Geburt einleiten, konnte sich aber noch kein vollständiges und eindeutiges Bild davon machen, wie was zusammenhängt. Ein geheimes Gespräch zwischen den Zellen deiner Mutter, der Haut, die dich in der Gebärmutter umgibt, dem Mutterkuchen und deinen eigenen Zellen beginnt ein paar Wochen vor deiner Geburt. 2015 fanden amerikanische Forscher heraus, dass Mäuse ein Signal in ihren Lungen abgeben, das dazu beiträgt, die Geburt einzuleiten. Etwas Ähnliches könnte auch bei Menschen passieren – vielleicht flüsterten deine Lungen die ersten Botschaften, die alles auslösten? »Hallo Gehirn, wir sind bereit zu atmen. Bald wirst du den Sauerstoff bekommen, den du brauchst.«

Zwei atembereite Lungen sind jedoch noch nicht alles, was man braucht. In den 1950er Jahren erlebten Schafbauern in Idaho in den USA etwas Gruseliges: Etwa ein Viertel der Lämmer wurde mit grausamen Missbildungen geboren. Sie hatten deformierte Gehirne oder in der Mitte des Kopfes nur ein einziges Auge. Außerdem waren die fehlentwickelten Lämmer sehr spät geboren worden, denn die Tragezeit dauert bei Schafen normalerweise ungefähr 150 Tage, aber diese Lämmer kamen erst nach über 200 Tagen zur Welt. Ein Teil der Lämmer kam auch lange nach den 200 Tagen nicht von selbst und musste daher per Kaiserschnitt geholt werden. Was war bei diesen Schafen so schrecklich falschgelaufen? Als sie die Schafe noch eine Weile beobachteten, fanden die Forscher den Schurken, der schuld an der Misere war: Eine giftige weiße Lilienblume, die dort wuchs, wo die Schafe grasten. Einige Jahrzehnte später, in den 1990er Jahren, fanden Forscher heraus, dass das Gift in dieser Blume Zellen daran hindert, eine Proteinbotschaft zu hören, die in der frühen embryonalen Entwicklung ausgeschickt wird. Dies führt zu verschiedenen Fehlbildungen, unter anderem weil die Zellen nicht hören, dass und wann sie die vorderste Gehirnblase in zwei teilen sollen. Wie kann das jedoch die Geburt verzögern? Tierärzte hatten schon früher manchmal Langzeitschwangerschaften bei Kühen gemeldet, die Kälber mit schweren Fehlbildungen am Gehirn trugen, und ähnliche Fälle wurden auch beim Menschen bekannt. Alle diese Spuren zeigten in die gleiche Richtung: Das fötale Gehirn hat etwas mit der Geburt zu tun.

Wenn die Zeit reif ist, sagen die Nervenzellen deines Gehirns offenbar zu deinen Hormondrüsen: »Seid bereit, gleich geht's los.« Die Hormondrüsen übermitteln die Botschaft an deinen restlichen Körper, unter anderem durch die gesteigerte Produktion von Cortisol. Bald dröhnt ein chemischer Schrei durch dein Blut, und deine Zellen bereiten sich vor. In deinen Lungen beginnen kleine Pumpen die Flüssigkeit abzulassen, und deine Zellen erhöhen ihre Produktion von Surfactant. Gleichzeitig bauen die Fettzellen mehr Fett ab, um Energie zu bekommen. Wenn das Hormon in den Mutterkuchen ausgeschüttet wird, hat das auch eine Auswirkung auf deine Mutter. Von Anfang an hat ihr Körper ihr immer wieder gesagt: noch nicht. Der Mutterkuchen sandte beruhigende Signale aus und verhinderte, dass die starken Muskeln der Gebärmutter sich zusammenziehen konnten. Monatelang warteten diese Muskeln nun auf ihren großen Auftritt und zogen sich nur hier und da kaum merkbar zusammen. Wenn aber Cortisol in den Mutterkuchen abgegeben wird, löst dies eine Kettenreaktion aus, und die hormonellen Signale schalten von »noch nicht« auf »los geht's« um. Die Kontraktionen, die wir Wehen nennen, werden nach und nach stärker und häufiger. Gleichzeitig stellen die Muskeln mehr und mehr Rezeptoren her, die die Hormone aufnehmen – so als spitzten sie die Ohren und lauschten den Signalen. Wenn dein Kopf gegen die Nerven im Gebärmutterhals drückt, werden dadurch noch mehr Hormone im Körper deiner Mutter freigelassen. Ihre Muskelzellen gehorchen und ziehen sich rhythmisch und regelmäßig zusammen, immer stärker und stärker. Nach und nach beginnen sie, deinen Körper hinauszuschieben.

Dein dunkles, sicheres Schwimmbad bricht auf. Dein Kopf wird ganz schön zusammengepresst. Zeitweise verlierst du die Sauerstoffversorgung, weil die Wehen den Mutterkuchen und die Nabelschnur zusammendrücken. Dir wird fast schwindelig. Dein Körper reagiert, indem er ungewöhnlich hohe Mengen der sogenannten Stresshormone Adrenalin und Noradrenalin ausschüttet. In deinem weiteren Leben werden dir diese Hormone wieder begegnen, wenn du dich in Gefahr befindest. Sie lösen aus, dass sich dein Blutdruck erhöht und dein Herz schneller zu schlagen beginnt. Die Zellen greifen deine Energievorräte an, und dein Blut wird aus Haut und Darm in die wichtigsten Teile deines Körpers umgeleitet: Herz, Hirn und Muskeln. Du spannst deine Muskeln an und bereitest dich auf zwei Möglichkeiten vor: kämpfen oder flüchten. *Fight or flight.*

Während deiner eigenen Geburt ist dein Stresshormonlevel so hoch wie nie wieder in deinem ganzen Leben. Auch wenn deine Mutter selbst ganz schön gestresst ist, kann man das nicht mit deinem Hormonrausch vergleichen, und tatsächlich kann nicht einmal ein Herzinfarkt die gleichen Reaktionen auslösen. Das hört sich nun zwar nicht danach an, aber Stresshormone sind eigentlich gut für dich. Sie helfen dir, den Druck auf dem Weg aus der Gebärmutter zu verkraften, und bereiten deinen Körper auf das Leben außerhalb des Mutterleibes vor. Die Stresshormone lösen zum Beispiel aus, dass deine Zellen Nährstoffe abbauen, von denen du leben kannst, wenn du die Verbindung zum Mutterkuchen verlierst. Außerdem sorgen sie dafür, dass deine Lungen Flüssigkeit ableiten und dich darauf vorbereiten, deinen ersten Atemzug zu machen.

Gleich passiert es. Gleich legen sich zwei fremde Hände um deinen Kopf, gleich trifft das blendende Licht deine Augen, gleich füllen sich deine Lungen zum allerersten Mal mit Luft.

Du atmest.

Was danach mit dir passiert ist, weißt du dann aber wohl besser als ich.

Danksagung

Dieses Buch begann mit der Abgabe eines Textes im Rahmen des Kurses MNKOM – Vermittlung und Wissenschaftsjournalismus an der Universität Oslo. Ich möchte Norith Eckbo und allen anderen danken, die sich sehr für dieses Seminar einsetzen, denn es zeigte mir, dass Biologie und Chemie mehr als nur Formeln und Laborberichte sind. Besonderer Dank geht an meinen Seminarleiter Ståle Wig, der meine Texte unzählige Male las und kommentierte. Ich möchte auch Åsmund Eikenes für seine guten Ratschläge und Carina Marie Rose für ihren Input zum Thema Plazenta danken.

Meine Lektorin Sirikit Lockert verdient ebenfalls ein großes Dankeschön. Danke, dass du an dieses Buchprojekt glaubtest, bevor ich es tat, und dafür, dass du dir viel Zeit für lange Gespräche über Welpengeburten und Haiföten nahmst.

Vielen Dank an alle meine Kollegen am Institut für Biowissenschaften, die mir gezeigt haben, wie wundervoll, frustrierend und enorm zeitraubend Forschung sein kann. Ein weiterer Dank geht an Professor Thomas Hansen, der sich als inhaltlicher Betreuer für diese Arbeit einsetzte.

Abschließend möchte ich mich bei den besten Freunden und der tollsten Familie der Welt bedanken. Ich bin unglaublich froh, dass ich so viele Leute kenne, die auf einer Party gerne über Seeschlangen sprechen.

Anette, danke fürs Lesen und deine ermutigenden Kommentare, wenn ich sie brauchte. Lieber Johannes, du musstest einiges ertragen. Danke, dass du mich mitten in der Nacht das Licht anmachen ließest, damit ich Ideen aufschreiben konnte, und dass du dich getraut hast, mir zu sagen, wenn meine Texte zu komplex wurden.

Millionen ernst gemeinte Dankeschöns an Mama, Papa und meine Brüder Emil und Eskil, die mich immer anfeuern. Und last but not least: ein großes Dankeschön an meine Schwester Linnea. Danke, dass du meine ersten Entwürfe mit einem kritischen Blick gelesen hast und die wunderbarsten Illustrationen gezaubert hast, die ich mir nur vorstellen konnte.

Katharina
Oslo, Dezember 2017

Literaturhinweise

Für alle Kapitel verwendete Literatur

Ich habe mehrere Standardlehrbücher der Embryologie, Entwicklungsbiologie und Zellbiologie als Quellen benutzt, von denen ich hier die wichtigsten beiden nenne. Außerdem empfehle ich sie wärmstens, wenn man sich näher mit der Magie des ersten Mysteriums beschäftigen will:

Moore, K.L./Persaud, T.V.N./Torchia, M.G: The developing human: clinically oriented embryology. Philadelphia: Saunders Elsevier, 2016.

Gilbert, S.F.: Developmental biology. Sunderland: Sinauer Associates, 2010.

Im Folgenden nenne ich andere Quellen, die zum Einsatz kamen, nach Kapiteln sortiert.

Der Wettlauf

Bahat, A./Caplan, S.R./Eisenbach, M.: »Thermotaxis of Human Sperm Cells in Extraordinarily Shallow Temperature Gradients Over a Wide Range.« In: PLOS ONE 7(7), 2012.

Michael, E./Laura, C.G.: »Sperm guidance in mammals – an unpaved road to the egg.« In: Nature Reviews Molecular Cell Biology 7(4), 2006. S. 276.

van der Ven, H.H./Al-Hasani, S./Diedrich, K./Hamerich, U./Lehmann, F./Krebs, D.: »Polyspermy in in vitro fertilization of human oocytes: frequency and possible causes.« In: Annals of the New York Academy of Science 442, 1985. S. 88–95.

Das verborgene Universum

Clift, D./Schuh, M.: »Restarting life: fertilization and the transition from meiosis to mitosis.« In: Nature Reviews Molecular Cell Biology 14(9), 2013. S. 549–562.

Gilbert, S.F/Barresi, J.F: Developmental biology. Sunderland: Sinauer Associates. 2016. Zusatzartikel Kapitel 7: »Anton von Leeuwenhoek and his Perception of Spermatozoa.« Zugänglich auf der Homepage des Lehrwerks: http://11e.devbio.com/wt070102.html

Gjersvik, P.: »Sædcellen.« In: Tidsskrift for Den norske legeforening 3/2008. S. 128–265.

Harris, H.: Things come to life: spontaneous generation revisited. Oxford: Oxford University Press, 2002.

Lawrence, C.R.: »Preformationism in the Enlightenment.« In: Embryo Project Encyclopedia, 2008. http://embryo.asu.edu/handle/10776/1926

Leeuwenhoek, A.: Brief Nr. 35. 1677 an Willliam Brouncker, November 1677. Der ganze Brief kann auf Niederländisch und in englischer Übersetzung unter http://www.dbnl.org/ auf der Homepage von *DBNL – De Digitale Bibliotheek voor de Nederlandse Letteren* gelesen werden.

Maienschein, J.: »Epigenesis and Preformationism.« In: Stanford Encyclopedia of Philosophy, 2005. http://plato.stanford.edu/entries/epigenesis/

Pasteur, L.: On Spontaneous Generation. An address delivered by Louis Pasteur at the »Sorbonne Scientific Soirée« of April 7, 1864.

Das Rezept für einen Menschen

Dahm, R.: »Friedrich Miescher and the discovery of DNA.« In: Developmental Biology 278(2), 2005. S. 274–288.

O'Connor, C.: »Isolating hereditary material: Frederick Griffith, Oswald Avery, Alfred Hershey, and Martha Chase.« In: Nature Education 1(1):105, 2008.

Pray, L.: »Discovery of DNA structure and function: Watson and Crick.« In: Nature Education 1(1):100, 2008.

Die Invasion

Bayes-Genis, A./Bellosillo, B./de la Calle, O./Salido, M./Roura, S./Ristol, F.S./Cinca, J.: »Identification of male cardiomyocytes of extracardiac origin in the hearts of women with male progeny: male fetal cell microchimerism of the heart.« In: Journal of Heart Lung Transplant, 24(12) 2005. S. 2179–2183.

Bianconi, E./Piovesan, A./Facchin, F./Beraudi, A./Casadei, R./Frabetti, F./Canaider, S.: »An estimation of the number of cells in the human body.« In: Annals of Human Biology 40(6), 2013. S. 463–471.

Brosens, J.J./Salker, M.S./Teklenburg, G./Nautiyal, J./Salter, S./Lucas, E.S./Macklon, N.S.: »Uterine Selection of Human Embryos at Implantation.« In: Scientific Reports 4/2014. S. 3894.

Chan, W.F./Gurnot, C./Montine, T.J./Sonnen, J.A./Guthrie, K.A./Nelson, J.L.: »Male microchimerism in the human female brain.« In: PLOS ONE 7(9), 2012. e45592.

Felker, G.M./Thompson, R.E./Hare, J.M./Hruban, R.H./Clemetson, D.E./Howard, D.L./Kasper, E.K.: »Underlying causes and long-term survival in patients with initially unexplained cardiomyopathy.« In: New England Journal Medical 342(15), 2000. S. 1077–1084.

Gellersen, B./Brosens, J.J.: »Cyclic decidualization of the human endometrium in reproductive health and failure.« In: Endocrinological Review 35(6), 2014. S. 851–905.

Kara, R.J./Bolli, P./Karakikes, I./Matsunaga, I./Tripodi, J./Tanweer, O./Chaudhry, H.W.: »Fetal cells traffic to injured maternal myocardium and undergo cardiac differentiation.« In: Circulation Research 110(1), 2012. S. 82–93.

Melford, S.E./Taylor, A.H./Konje, J.C.: »Of mice and (wo)men: factors influencing successful implantation including endocannabinoids.« In: Human Reproduction Update 20(3), 2014. S. 415–428.

National Institutes of Health (NIH) History. (2003, Dezember). A Timeline of Pregnancy Testing. https://history.nih.gov/exhibits/thinblueline/timeline.html

Oron, E./Ivanova, N.: »Cell fate regulation in early mammalian development.« Physical Biology 9(4), 2012. 045002.

Teklenburg, G./Salker, M./Molokhia, M./Lavery, S./Trew, G./Aojanepong, T./Macklon, N.S.: »Natural selection of human embryos: decidualizing endometrial stromal cells serve as sensors of embryo quality upon implantation.« In: PLOS ONE 5(4), 2010. e10258.

Wang, Y./Zhao, S.: Vascular Biology of the Placenta. San Rafael: Morgan & Claypool Life Sciences, 2010.

Davies, J.A.: Life Unfolding. How the human body creates itself. Oxford University Press, 2014.

Friedman, L.F.: The Stranger-Than-Fiction Story Of A Woman Who Was Her Own Twin. Business Insider. 2.2.2014. http://www.businessinsider.com/lydia-fairchild-is-her-owntwin-2014-2?r=US&IR=T&IR=T

Kean, S.: »The You in Me.« In: Psychology Today. 11.3.2013. https://www.psychologytoday.com/articles/201303/theyou-in-me

Kramer, P./Bressan, P.: »Humans as Superorganisms.« In: Perspectives on Psychological Science 10(4), 2015. S. 464–481.

Milo, R./Phillips, R.: Cell Biology by the Numbers. Garland Science, 2015. http://book.bionumbers.org/howmany-genes-are-in-a-genome/

National Human Genome Research Institute. An Overview of the Human Genome Project. 11.5.2016. https://www.genome.gov/12011238/an-overview-of-the-human-genome-project/

National Human Genome Research Institute. The Cost of Sequencing a Human Genome. 6.6.2016. https://www.genome.gov/sequencingcosts/

O'Shea, K.: Medical mystery: Woman gives birth to children, discovers her twin is actually the biological mother. Philly.com. 4.2.2014. www.philly.com/philly/health/science/Medical_mystery_Woman_gives_birth_to_children_discovers_her_twin_is_actually_the_biological_mother.html

Robson, D.: Is another human living inside you? BBC Future. 18.9.2015. http://www.bbc.com/future/story/20150917-is-another-human-living-inside-you

Tao, X./Chen, X./Yang, X./Tian, J.: »Fingerprint Recognition with Identical Twin Fingerprints.« In: PLOS ONE 7(4), 2012. e35704.

van Dijk, B.A./Boomsma, D.I./de Man, A.J.: »Blood group chimerism in human multiple births is not rare.« In: American Journal of Medical Genetics 61(3), 1996. S. 264–268.

Die Umrisse eines Körpers

Brown, Paul: »Listening to the heart of the ocean.« In: The Guardian. 29.7.1999. https://www.theguardian.com/science/1999/jul/29/technology

Fielder, S.E.: »Resting Heart Rates.« In: Merck Veterinary Manual: Merck & Co., Inc., 2016.

Hodge, R.: Developmental biology: from a cell to an organism. New York: Facts on File, 2010.

Levine, H.J.: »Rest heart rate and life expectancy.« In: Journal of the American College of Cardiology 30(4), 1997. S. 1104–1106.

Nesheim, Britt-Ingjerd: »Foster.« In: Store medisinske leksikon. 6.11.2014. https://sml.snl.no/foster

Zellisch für Anfänger

Ahmed, A.M.: »History of diabetes mellitus.« In: Saudiarabic Medical Journal 23(4), 2002. S. 373–378.

Eknoyan, G./Nagy, J.: »A history of diabetes mellitus or how a disease of the kidneys evolved into a kidney disease.« In: Advances in Chronic Kidney Disease 12(2), 2005. S. 223–229.

Vaaler, S./Berg, J.P.: »Diabetes.« In: Store medisinske leksikon. 11.8.2016. https://sml.snl.no/diabetes

Die Kunst, eine Fruchtfliege zusammenzusetzen

Carroll, S.B.: Endless forms most beautiful: the new science of evo devo and the making of the animal kingdom. New York: Norton & Co., 2005.

Gehring, W.J.: Master control genes in development and evolution: the homeobox story. New Haven: Yale University Press, 1998.

Jacob, F./Monod, J.: »Genetic regulatory mechanisms in the synthesis of proteins.« In: Journal of Molecular Biology 3(3), 1961. S. 318–356.

Jacobson, B.: »Homeobox Genes and the Homeobox.« In: Embryo Project Encyclopedia. 11.10.2010. http://embryo.asu.edu/handle/10776/2070

Laughon, A./Scott, M.P.: »Sequence of a Drosophila segmentation gene: protein structure homology with DNA-binding proteins.« In: Nature 310, 25, 1984.

Lewis, E.B.: »A gene complex controlling segmentation in Drosophila.« In: Nature 276, 565, 1978.

McGinnis, W./Garber, R.L./Wirz, J./Kuroiwa, A./Gehring, W.J.: »A homologous protein-coding sequence in drosophila homeotic genes and its conservation in other metazoans.« In: Cell 37(2), 1984. S. 403–408.

McGinnis, W./Levine, M.S./Hafen, E./Kuroiwa, A./Gehring, W.J.: »A conserved DNA sequence in homoeotic genes of the Drosophila Antennapedia and bithorax complexes.« In: Nature 308, 428, 1984.

Myers, P.: »Hox genes in development: The Hox code.« In: Nature Education 1(1):2, 2008.

Nüsslein-Volhard, C.: Coming to life: how genes drive development. San Diego: Kales Press, 2006.

Wolpert, L.: The Triumph of the embryo. Oxford: Oxford University Press, 1991.

Das Erbe des Urmeers

Brooker, R.J.: »The Origin and History of Life.« In: Biology New York: McGraw-Hill, 2011. S. 438–458.

Darwin, C./Johansen, K.: Om artenes opprinnelse gjennom det naturlige utvalg, eller De begunstigede rasenes bevarelse i kampen for tilværelsen. Oslo: Bokklubben, 2005.

Shubin, N.: Your inner fish: the amazing discovery of our 375-million-year-old ancestor. London: Penguin Books, 2009.

Helfende Hände

Evensen, S.A./Wisløff, F.: »Blod.« In: Store medisinske leksikon. 1.3.2017. https://sml.snl.no/blod

Kretzschmar, D./Hasan, G./Sharma, S./Heisenberg, M./Benzer, S.: »The swiss cheese mutant causes glial hyperwrapping and brain degeneration in Drosophila.« Journal of Neuroscience, 17(19), 1997. S. 7425–7432.

Lukacsovich, T./Yuge, K./Awano, W./Asztalos, Z./Kondo, S./Juni, N./Yamamoto, D.: »The ken and barbie gene encoding a putative transcription factor with a BTB domain and three zinc finger motifs functions in terminalia development of Drosophila.« In:

Archives of Insect Biochemistry and Physiology 54(2), 2003. S. 77–94.

NASA Education: Bones in Space. 19.8.2004. http://www.nasa.gov/audience/foreducators/postsecondary/features/F_Bones_in_Space.html

NASA Science: Space bones. 1.10.2004. http://science.nasa.gov/science-news/science-at-nasa/2001/ast01oct_1/

Office of the Surgeon General (US): »The Basics of Bone in Health and Disease.« In: Bone Health and Osteoporosis: A Report of the Surgeon General. Rockville (MD), 2004. https://www.ncbi.nlm.nih.gov/books/NBK45504/

Tickle, C./Towers, M.: »Sonic Hedgehog Signaling in Limb Development.« In: Frontiers in Cell Developmental Biology 5, 2017. S. 14.

Tran, V.: Muskel- og skjelettsystemets utvikling. Norsk Helseinformatikk 2017. 3.4.2017. https://nhi.no/familie/graviditet/svangerskap-og-fodsel/fosterutvikling/muskel-og-skjelettsystemets-utvikling/

Varjosalo, M./Taipale, J.: »Hedgehog: functions and mechanisms.« In: Genes & Development 22(18), 2008. S. 2454–2472.

Geschlecht und Seeschlangen

Berec, L./Schembri, P.J./Boukal, D.S.: »Sex Determination in Bonellia viridis (Echiura: Bonelliidae): Population Dynamics and Evolution.« In: Oikos 108(3), 2005. S. 473–484.

Gallup Jr, G.G./Finn, M.M./Sammis, B.: »On the origin of descended scrotal testicles: The activation hypothesis.« In: Evolutionary Psychology 7(4), 2009. S. 517–526.

Jost, A./Vigier, B./Prepin, J./Perchellet, J.P.: »Studies on sex differentiation in mammals.« In: Recent Progress in Hormone Research 29, 1973. S. 1–41.

U.S. National Library of Medicine, Genetics Home Reference: Y chromosome. 10.2010. https://ghr.nlm.nih.gov/chromosome/Y

Warner, R.R./Swearer, S.E.: »Social Control of Sex Change in the Bluehead Wrasse, Thalassoma bifasciatum (Pisces: Labridae).« In: The Biological Bulletin 181(2), 1991. S. 199–204.

Willard, H.F.: »Tales of the Y chromosome.« In: Nature 423(6942), 2003. S. 810–811, 813.

Wilson, C.A./Davies, D.C.: »The control of sexual differentiation of the reproductive system and brain.« In: Reproduction 133(2), 2007. S. 331–359.

Geheime Vorbereitungen

Holck, P.: »Nyre.« In: Store medisinske leksikon. 27.9.2017. https://sml.snl.no/nyre

Saint-Faust, M./Boubred, F./Simeoni, U.: »Renal Development and Neonatal Adaptation.« In: American Journal of Perinatology 31, 2014. S. 773–780.

Wundersame Windungen

Hepper, P.G./Wells, D.L./Lynch, C.: »Prenatal thumb sucking is related to postnatal handedness.« In: Neuropsychologia 43(3), 2005. S. 313–315.

Hepper, P.G./Shahidullah, S./White, R.: »Handedness in the human fetus.« In: Neuropsychologia 29(11), 1991. S. 1107–1111.

Lagercrantz, H./Ringstedt, T.: »Organization of the neuronal circuits in the central nervous system during development.« In: Acta Paediatrica 90(7), 2001. S. 707–715.

Linden, D.J.: The accidental mind. Cambridge: Belknap Press of Harvard University Press, 2007.

Stiles, J./Jernigan, T.L.: »The basics of brain development.« In: Neuropsychological Review 20(4), 2010. S. 327–348.

Xie, L./Kang, H./Xu, Q./Chen, M.J./Liao, Y./Thiyagarajan, M./Nedergaard, M.: »Sleep Drives Metabolite Clearance from the Adult Brain.« In: Science 342(6156), 2013. S. 373.

Die Sinne

Besnard, P./Passilly-Degrace, P./Khan, N.A.: »Taste of Fat: A Sixth Taste Modality?« In: Physiological Review 96(1), 2016. S. 151–176.

Colombelli-Négrel, D./Hauber, Mark E./Robertson, J./Sulloway, Frank J./Hoi, H./Griggio, M./Kleindorfer, S.: »Embryonic Learning of Vocal Passwords in Superb Fairy-Wrens Reveals Intruder Cuckoo Nestlings.« In: Current Biology 22(22), 2012. S. 2155–2160.

DeCasper, A.J./Fifer, W.P.: »Of human bonding: newborns prefer their mothers' voices.« In: Science 208(4448), 1980. S. 1174–1176.

DeCasper, A.J./Spence, M.J.: »Prenatal maternal speech influences newborns' perception of speech sounds.« In: Infant Behavior and Development 9(2), 1986. S. 133–150.

Graven, S.N./Browne, J.V.: »Auditory Development in the Fetus and Infant.« In: Newborn and Infant Nursing Reviews 8(4), 2008. S. 187–193.

Halder, G./Callaerts, P./Gehring, W.J.: »Induction of ectopic eyes by targeted expression of the eyeless gene in Drosophila.« In: Science 267(5205), 1995. S. 1788–1792.

Hepper, P.: »Behavior During the Prenatal Period: Adaptive for Development and Survival.« In: Child Development Perspectives 9(1), 2015. S. 38–43.

Hepper, P.G.: »Fetal ›soap‹ addiction.« In: Lancet 1(8598), 1988. S. 1347–1348.

Katz, L.C./Shatz, C.J.: »Synaptic activity and the construction of cortical circuits.« In: Science 274(5290), 1996. S. 1133–1138.

Lagercrantz, H./Changeux, J.-P.: »The Emergence of Human Consciousness: From Fetal to Neonatal Life.« In: Pediatrical Research 65(3), 2009. S. 255–260.

Lecanuet, J.-P./Schaal, B.: »Fetal sensory competencies.« In: European Journal of Obstetrics & Gynecology and Reproductive Biology 68 (Supplement C), 1996. S. 1–23.

Mennella, J.A./Jagnow, C.P./Beauchamp, G.K.: »Prenatal and Postnatal Flavor Learning by Human Infants.« In: Pediatrics 107(6), 2001. E88–E88.

Quiring, R./Walldorf, U./Kloter, U./Gehring, W.J.: »Homology of the eyeless gene of Drosophila to the Small eye gene in mice and Aniridia in humans.« In: Science 265(5173), 1994. S. 785–789.

Rosner, B.S./Doherty, N.E.: »The Response of Neonates to Intrauterine Sounds.« In: Developmental Medicine & Child Neurology 21(6), 1997. S. 723–729.

Schaal, B./Marlier, L./Soussignan, R.: »Human Foetuses Learn Odours from their Pregnant Mother's Diet.« In: Chemical Senses 25(6), 2000. S. 729–737.

Webb, A.R./Heller, H.T./Benson, C.B./Lahav, A.: »Mother's voice and heartbeat sounds elicit auditory plasticity in the human brain before full gestation.« In: Proceedings of the National Academy of Sciences 112(10), 2015. S. 3152–3157.

Eine haarige Vergangenheit

Bramble, D.M./Lieberman, D.E.: »Endurance running and the evolution of Homo.« In: Nature 432(7015), 2004. S. 345–352.

Jablonski, N.G.: »The naked truth.« In: Scientific American 302(2), 2010. S. 42.

Lieberman, D.E./Bramble, D.M.: »The evolution of marathon running: capabilities in humans.« In: Sports Med 37(4–5), 2007. S. 288–290.

Pagel, M./Bodmer, W.: »A naked ape would have fewer parasites.« In: Proceedings of the Royal Society of London. Series B: Biological Sciences 270(Supplement 1), 2003. S. 117.

Powell, A.: »Humans hot, sweaty, natural-born runners.« In: Harvard Gazette. 19.4.2007. https://news.harvard.edu/gazette/story/2007/04/humans-hot-sweaty-natural-born-runners/

Von Wasser zu Luft

Bodmer, R.: »The gene tinman is required for specification of the heart and visceral muscles in Drosophila.« In: Development 118(3), 1993. S. 719–729.

Deglincerti, A./Croft, G.F./Pietila, L.N./Zernicka-Goetz, M./Siggia, E.D./Brivanlou, A.H.: »Self-organization of the in vitro attached human embryo.« In: Nature 533(7602), 2016. S. 251–254.

Graven, S.N./Browne, J.V.: »Sleep and Brain Development: The Critical Role of Sleep in Fetal and Early Neonatal Brain Development.« In: Newborn and Infant Nursing Reviews 8(4), 2008. S. 173–179.

Li, W./Ma, L./Yang, G./Gan, W.B.: »REM sleep selectively prunes and maintains new synapses in development and learning.« In: Nature Neuroscience 20(3), 2017. S. 427–437.

Louie, K./Wilson, M.A.: »Temporally Structured Replay of Awake Hippocampal Ensemble Activity during Rapid Eye Movement Sleep.« In: Neuron 29(1), 2001. S. 145–156.

Myrhaug H.T./Brurberg, K.G./Hov, L./Håvelsrud, K./Reinar, L.M.: Prognose for og oppfølging av ekstremt premature barn: En systematisk oversikt, Folkehelseinstituttet. Forskningsoversikt 01.2017. www.fhi.no

Partridge, E.A./Davey, M.G./Hornick, M.A./McGovern, P.E./Mejaddam, A.Y./Vrecenak, J.D./Flake, A.W.: »An extra-uterine system to physiologically support the extreme premature lamb.« In: Nature Communications 8, 2017. 15112.

Schott, J.J./Benson, D.W./Basson, C.T./Pease, W./Silberbach, G.M./Moak, J.P./Seidman, J.G.: »Congenital heart disease caused by mutations in the transcription factor NKX2-5.« In: Science 281(5373), 1998. S. 108–111.

Shahbazi, M.N./Jedrusik, A./Vuoristo, S./Recher, G./Hupalowska, A./Bolton, V./Zernicka-Goetz, M.: »Self-organization of the human embryo in the absence of maternal tissues.« In: Nature Cell Biology 18(6), 2016. S. 700–708.

Shank, S.S./Margoliash, D.: »Sleep and sensorimotor integration during early vocal learning in a songbird.« In: Nature 458(7234), 2009. S. 73–77.

Das Ende – oder der Anfang

BBC Earth: Amazing birth of a baby kangaroo. 1.10.2014. http://www.bbc.com/earth/story/20141001-newbornbaby-kangaroo

Frank, L.G./Weldele, M.L./Glickman, S.E.: »Masculinization costs in hyaenas.« In: Nature 377(6550), 1995. S. 584–585.

Gao, L./Rabbitt, E.H./Condon, J.C./Renthal, N.E./Johnston, J.M./Mitsche, M.A./Mendelson, C.R.: »Steroid receptor coactivators 1 and 2 mediate fetal-to-maternal signaling that initiates parturition.« In: The Journal of Clinical Investigation 125(7), 2015. S. 2808–2824.

Kota, S.K./Gayatri, K./Jammula, S./Kota, S.K./Krishna, S.V.S./Meher, L.K./Modi, K.D.: »Endocrinology of parturition.« In: Indian Journal of Endocrinology and Metabolism 17(1), 2013. S. 50–59.

Lagercrantz, H.: »The good stress of being born.« In: Acta Paediatrica 105(12), 2016. S. 1413–1416.

Lagercrantz, H./Slotkin, T.: »The «Stress» of Being Born.« In: Scientific American 254(4), 1986. S. 100.

Menon, R./Bonney, E.A./Condon, J./Mesiano, S./Taylor, R.N.: »Novel concepts on pregnancy clocks and alarms: redundancy and synergy in human parturition.« In: Human Reproduction Update 22(5), 2016. S. 535–560.

Nathanielsz, P.W./Granrud, L.: Livet før fødselen. Oslo: Pax, 1996.

Trevathan, W.: »Primate pelvic anatomy and implications for birth.« In: Philosophical Transactions of the Royal Society B: Biological Sciences 370 (1663).

Größenangaben in den Illustrationen

Woche 1 aus: Nesheim, B.-I.: »Foster«, In: Store medisinske leksikon. 6.11.2014. https://sml.snl.no/foster.

Alle anderen Größenangaben stammen aus:

Moore, K.L./Persaud, T.V.N./Torchia, M.G.: The developing human: clinically oriented embryology. Philadelphia: Saunders Elsevier, 2016. S. 76 und 92.

Die norwegische Originalausgabe erschien 2018 unter dem Titel
»Det første mysteriet« im Verlag H. Aschehoug & Co, Oslo.

Sollte diese Publikation Links auf Webseiten Dritter enthalten,
so übernehmen wir für deren Inhalte keine Haftung,
da wir uns diese nicht zu eigen machen, sondern lediglich auf
deren Stand zum Zeitpunkt der Erstveröffentlichung verweisen.

Die Übersetzung wurde von NORLA, Oslo, gefördert.
Der Verlag bedankt sich dafür.

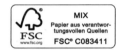

Verlagsgruppe Random House FSC® N001967

1. Auflage
Deutsche Erstausgabe September 2019
Copyright der Originalausgabe © 2018
by H. Aschehoug & Co. (W. Nygaard) AS
Copyright der deutschsprachigen Ausgabe © 2019 by btb Verlag
in der Verlagsgruppe Random House GmbH,
Neumarkter Straße 28, 81673 München
Published in agreement with Oslo Literary Agency
Umschlaggestaltung: semper smile, München
Umschlagmotiv: © Shutterstock/pickbiz; MaddyZ;
Autorenfoto © Hildur Augustsdottir;
Illustrationen © Linnea Vestre
Satz: Uhl + Massopust, Aalen
Druck und Einband: CPI books GmbH, Leck
Printed in Germany
ISBN 978-3-442-75832-6

www.btb-verlag.de
www.facebook.com/btbverlag